30秒解痛魔法

告別腰痛・肩痠・膝蓋痛

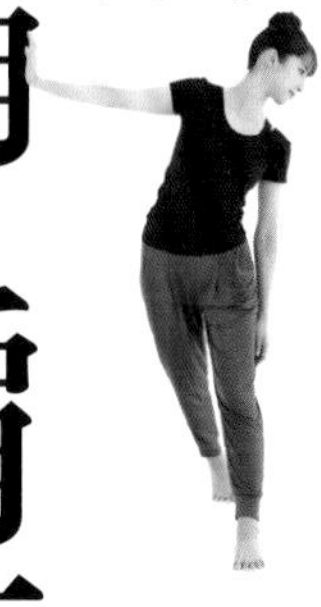

楓葉社

前言

身體是什麼？疼痛又是什麼？

每當我這麼思考時，就聯想到人的身體是連鎖的活動。

最後我才發覺，疼痛不是只要消除就好，而是患者必須改變自己的生活習慣，才能讓疼痛不再復發。

因此，我不只是為患者施術，還會指導他們自我保養、拉伸、姿勢、行走方式、坐姿等等——透過實踐這些技巧，不僅可以消除患者的疼痛，還能打造出疼痛不再復發的身體。

本書簡單解說我平常就會做的疼痛原因自我檢測、直達痛源的伸展操，還有塑造不痛身體的正確姿勢、行走方法，以及坐姿。

如果你有腰痛的煩惱，千萬不要放棄。腰痛只是結果，必定有其根本原因。不治療疼痛的部位，而是直搗原因，肯定就能根治不適症狀。

我誠摯地期望各位讀者能夠透過本書，從此告別腰痛和肩膀痠痛。

迫田和也

目錄

30秒解痛魔法：告別腰痛・肩痠・膝蓋痛

前言……2

第1章 什麼是KAZU式伸展操？

效力直達痛因，首先來認識ＫＡＺＵ式伸展操……8
心得迴響……13
技術的緣起……14
伸展操帶來的身體變化……20
不只消除疼痛，更賦予全新人生……22
為什麼需要保持正確的姿勢？……24
筋骨僵硬的人也能做到！……26
提高伸展操效果的訣竅……28

第2章 檢查身體的疼痛

了解自己的身體狀態……32
腰部檢測①脹痛……37
腰部檢測②壓迫痛……38
腰部檢測③側面脹痛……39
腰部檢測④側面壓迫痛……40
腰部檢測⑤判別身體的歪斜……41
肩頸檢測①頭部前後倒……42
肩頸檢測②頭部左右倒……43
肩頸檢測③頸部迴旋轉動……44

第3章 消除腰肩痠痛的伸展操

肩膀和腰的疼痛原來是這樣來的!?……46
紓解腰痛的伸展操①……50
紓解腰痛的伸展操②……52
紓解腰痛的伸展操③……54
紓解腰痛的伸展操④……56
紓解肩頸痠痛的伸展操①……58
紓解肩頸痠痛的伸展操②……60
紓解肩頸痠痛的伸展操③……62
紓解肩頸痠痛的伸展操④……64
臀大肌・臀中肌・臀小肌在屁股的位置……66

第4章 消除膝蓋痛的伸展操

一動就痛的膝蓋原來起因於骨盆歪斜……68
膝蓋檢測……73
膝蓋伸展操①……74
膝蓋伸展操②……76

第5章 學會正確的姿勢

什麼是正確的姿勢?腰椎前凸是不良姿勢!?……78
正確的站姿①……82
正確的站姿②……84
正確的坐姿……86
正確的行走姿勢……88
穩定重心的方法……90
保持良好姿勢的運動……91
改善O型腿的運動……92
提胸&消除背部贅肉的運動……94
消除頭痛……96

第6章 施術體驗者的心得

心得1 師傅總是很細心地告訴我腰痛的原因究竟出在哪裡……98

心得2 接受師傅施術後，讓我困擾的疼痛消失了，從此可以順利行走……99

心得3 接受過各式各樣的治療，我相信這會是最後的終點了……101

心得4 我的腰痛、坐骨神經痛都好了，再也不必為動手術提心吊膽……102

心得5 只要持續做伸展操、多運動，就不必再擔心疼痛復發了……104

特別企劃！書上問診 武東由美×迫田和也……105

第1章

什麼是KAZU式伸展操？

接下來要介紹的KAZU式伸展操，並不是「治療疼痛」，而是「直達痛因」的伸展操。讓引發疼痛的部位恢復原本的動作，從根本消除疼痛的煩惱。

效力直達痛因，首先來認識KAZU式伸展操

一開始，我想先告訴大家本書最大的重點，那就是接下來要介紹的KAZU式伸展操，**並不是治療疼痛的伸展操，而是直達痛因的伸展操**。

我來按順序說明一下其中的原理。

首先來談肩膀痠痛和腰痛這些身體疼痛的原因。出現疼痛的地方，究竟發生了什麼事呢？

除了起因於癌症等疾病和椎間盤突出、內臟疾病，以及壓力等精神疾病的案例之外，大多數的狀況下，**原因都出在患部周圍的肌肉僵硬或發炎，進而引發腰痛或**

肩膀痠痛。

那麼，只要按摩疼痛的地方、鬆開僵硬的肌肉，再貼上貼布抑制發炎的話，就能治好肩膀痠痛和腰痛了吧？答案是「錯」。很多人都深受疼痛所苦、上醫院回診好多年，這些人更需要知道以下這些事。

大部分的腰痛和肩痠，「**原因並不在於感到疼痛的部位，而是與那裡連動的另一個部位**」。這裡所說的另一個部位，往往是指離疼痛部位稍遠的關節周邊。如果是肩膀痠痛，原因就出在肩胛骨或胸部肌肉；如果是腰痛，原因就出在骨盆和髖關節周圍的肌肉。這些部位僵硬導致運動率下降，便無法保持原本的可動範圍。

如此一來，旁邊的關節無法活動的範圍，就會轉嫁到腰和肩膀，腰和肩被迫做出超出負荷的動作，結果活動過度，導致肌肉拉長、緊繃、關節擠壓。這種狀態長久下去，累積的負荷就會引起肩痠和腰痛。

這就是以「身體是連動的」概念為基礎的肩痠和腰痛發生的機制，KAZU式伸展操的根據也在於這個運動連鎖的理論。

我就舉棒球當例子吧。教練之所以會教導投手「不能只靠臂力，要用全身去投球」，不單是為了提高球速和球威這些表現，也是為了妥善運用腿腰，以減輕手肘和肩膀的負擔。要是投手只靠臂力持續投快速球的話，不用多久就能明顯看出他的手肘和肩膀後繼無力了。這與肩膀痠痛其實是起因於肩胛骨周圍肌肉緊繃的理論完全相符。

我在開頭提過「**KAZU式伸展操並不是治療疼痛的伸展操，而是直達痛因的伸展操**」，意思就是說，我後面要介紹的伸展操不是專治疼痛的腰或肩膀，而是**讓運動的部位恢復原本的活動，藉此從根本消除疼痛的伸展操**。

上醫院診察肩痠和腰痛，醫生多半是對患部施行電療、熱敷、按摩，只針對局部治療。的確，這些做法當下可以紓緩疼痛，但是只要沒有深入疼痛的原因，那就只是暫時的效果而已。過了一陣子後，疼痛就會復發，不論多久都無助於解決根本的痛源。翻開這本書的人，絕大多數肯定都有這樣的煩惱吧。

除了透過ＫＡＺＵ式伸展操消除肩痠和腰痛以外，還有一個很重要的重點，那就是**希望各位能養成做這個伸展操的習慣**。

在大部分的情況下，肩痠和腰痛都是一種生活習慣病。它是在不知不覺中，長年深植的不良習慣造成的結果。其中影響最大的就是「姿勢」。

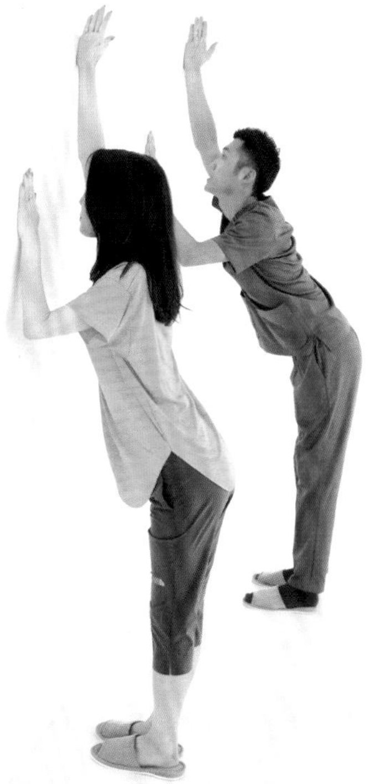

養成做伸展操的習慣，就能從根本消除肩痠和腰痛。

剛才我寫到肩痠和腰痛「原因並不在於感到疼痛的部位，而是與那裡連動的另一個部位」，簡單換個說法就是「姿勢不良」。

我會在另一個章節解說正確的姿勢，不過要一個數十年來都用錯誤姿勢生活的人，找回人類原本應有的正確姿勢，就像是右撇子要變成左撇子一樣困難。我希望各位能先將這一點銘記在心，再踏出第一步。

我構思的KAZU式伸展操，會讓人意識到身體的連動。它會同時拉伸多個關節，所以是設計成一次三十秒、短時間就能確認效果的模式。**理想是每小時做一次三十秒的伸展操**。如果沒辦法的話，只做早、中、晚也沒有關係。當身體還很僵硬時，做到還不至於疼痛的「痛爽」程度就可以了。總之，**最重要的是把它當作每天的日課**。況且，找回正確的姿勢，豈不等於是為人生一百年的時代率先部署嗎？

心得迴響

感想摘要介紹！
多位接受施術的患者是怎麼想的呢？

※以下僅為個人感想，並不保證效果和成功。

長年深受腰痛所苦卻已放棄治療的人，最好都能找機會和KAZU師傅談談。師傅能夠提供令人滿意的說明和施術，也的確有成效，真的非常推薦！

患者A（埼玉市）

KAZU師傅會針對原因施術，讓我感覺到不是只有一時的效果，而是獲得根本的改善。我認為這就是他的診所和其他地方最大的差別。

患者A（橫濱市）

疼痛消失了，早上起床也沒有任何不適。現在的我已經順利回歸職場了。

患者K（秦野市）

我想應該還有很多人的腰痛沒能改善。我希望這些人可以早一點認識KAZU師傅，請他幫忙診斷一下。只要知道原因，腰痛就一定會改善！

患者H（川崎市）

師傅施術並不是幫我暫時緩解疼痛，而是消除疼痛的原因，他還教我自己拉筋的方法，所以能夠持續得到治療的效果，實在是太好了。

患者H（川崎市）

我現在一點也不會痛，正在靠自己的力量做伸展操、保養筋骨。

患者A（埼玉市）

指壓和貼布無法根治
對治療極限感到錯愕的學生時代

我立志成為整體師的契機，是來自於我自己受了傷、長久飽受腰痛之苦的親身經驗。

我在學生時代練過柔道。當年我念高中二年級，在夏天集訓練習背負投時，腰部突然劇痛，整個人都站不起來。

不曉得各位在運動中感覺到身體疼痛時，會有多麼不安呢？應該都會先擔心自己是否骨折吧。我也是這麼想的，所以立刻上醫院看診，結果骨骼沒有異常。醫生告訴我：

「先用貼布和吃藥觀察看看吧。你要盡可能靜養休息。」

我按照醫生的指示暫停練習，等到疼痛穩定下來以後才重新開始鍛鍊。然而，沒多久我的腰又馬上痛了起來。

之後，我去接骨所讓師傅幫我推拿、做電療，也去過整體院做整脊治療。這些的確暫時幫我紓緩了疼痛，但終究沒能根治，我只能穿著護腰帶、姑且繼續練柔道，直到升上高中三年級的春天。

高三正是決定畢業出路的時期，於是我開始萌生了一個想法。

我想從事能為像我一樣深受身體疼痛苦惱的人盡一分力的職業。

這個想法的背後，也包含了一種心情。那就是**想不到腰痛的治療水準，竟然只有這樣而已**。老實說，我非常震驚。大家應該都有同感，先不論不治之症和重病，我們都會以為身體不適只要看醫生就能解決了吧。但是，我花了一年以上的時間、接受各式各樣的治療，腰痛卻始終沒有消失。

就在這個時候我下定決心，既然現在的腰痛療法還不夠完全，那我就靠自己去學習。這是為了自己，也能幫助別人——我懷著這股心思，決定在高中畢業後就讀柔道整復師的專科學校。

升學後，我上午在學校上課，同時也以研修的形式在接骨所打工、跟著師傅在治療現場實地學習。然後，我考取了柔道整復師的證照，在二十一歲時以分院長的身分開設了自己的診所。

但是，我在這裡遇上了難關。儘管我從學徒變成了師傅，卻絲毫無法讓眼前的患者得到任何改善，只能暫時紓緩對方的疼痛、完成當下的治療而已。面對飽受腰痛苦惱的患者，我竟然只能對他們說我高中時代聽過的那句話。

「先用貼布和吃藥觀察看看吧。你要盡可能靜養休息。」

我感到十分焦躁，心想這樣真的可以嗎，內心飽受不安的折磨。從此以後，我開始要求自己多讀專業書籍、參加講座，以自己的方式學習吸收各種施術方法，也就是治療的「技術」。結果，努力有了收穫，隨著技術的增長，我漸漸做出了成果。

然而不知道為什麼，我的診斷「命中率」就是無法提升，為什麼？答案很簡單，回頭一想，我才發現我只是將自己學到的技術胡亂套用在患者身上，而且這其中根本沒有任何足以稱作「理論」的根據。

於是我開始思考，自己難道就不能將自己目前已經學會的知識、技術整理成一個體系嗎？此時我聯想到的，就是**運動連鎖的概念**。

我在專科學校時期、掌握人體結構的「運動學」課堂上學過這個概念，已經知道人體是連動的知識。而在關於治療的課堂上，老師教過局部深入疼痛部位的治療方法。也就是說，運動學和治療法是分成不同的領域來學習，所以我當初才無法將兩者連貫在一起思考。

「對了，人體本來就是連動的嘛。既然如此，疼痛的原因就不在患部，可能是在與它連動的另一個部位囉？」

當我想到這一點後，便開始循序思考。出現疼痛的患部做了超出負荷的活動，導致肌肉被迫勉強動作。這難道不是因為本來必須活動的部位，並沒有好好發揮作用的關係嗎？

於是，當我將這個想法作為基礎時，內心諸多的疑問都豁然開朗了，才得以成功將身體的疼痛做一番理論性的整理。

我自己組織的這套模式，就是我現在的治療方法。自從我開始進行以運動連鎖理論為基礎的治療以後，也真的讓許多患者感到十分高興。

因此，我接下來想到的，就是「有沒有能讓患者自己做的方法？」因為要從根本治療疼痛，絕對需要改善習慣。也就是患者必須保持在治療院所實際施術後的狀態，同時自己進行日常的筋骨保養，才能讓身體恢復原本應有的姿態（姿勢）。

但是，患者沒辦法像我施術一樣，用全身的體重自行針對重點指壓。所以我又思考是否有其他更好的方法，最後想到的就是**根據運動連鎖概念設計的「伸展操」**。

如果是伸展操，不管是在家裡還是在辦公場合都能做。而且只要採取可同時拉伸兩～三個部位的姿勢，**即便是一次三十秒的短時間拉伸，也一樣有效**，這就是它最大的優點。

大多數的接骨所遇到腰痛的患者，施術方法都是推拿、做電療、熱敷患部後再開貼布處方。因此，我的技術或許不能說是很普遍，不過事實上也是，在我開始實行注重運動連鎖概念的施術方法以後，收到的患者感謝迴響多到令我訝異。

恢復人體原本的姿勢
打造不生病的健康體態！

本書介紹的伸展操，是針對腰痛、肩膀痠痛、膝蓋痛，能有效消除這些身體疼痛的運動。事實上，伸展操的效果遠不只如此。

是人都會想要長壽，所以近年來，平均壽命隨著醫學的進步而越來越長，已經來到了「人生一百年的時代」了。然而，健康壽命又有多長呢？許多老年人都是伴隨著某些身體不適，日復一日地度過每一天，現實就是，健康壽命並沒有和平均壽命一起等比例增加。

那麼，該怎麼做才能延長健康壽命呢？那當然是**「正確的姿勢」**了。本書介紹的伸展操，看起來全都是專為改善肩痠、腰痛、膝蓋痛而設計，但其實是幫助大家恢復人類原始正確姿勢的伸展操。希望各位都能先做好心理準備，本書會從各個角度來介紹伸展操的作法。

我在前面寫到，肩膀、腰和膝蓋疼痛的原因，在於長年習慣養成的「不良姿勢」。反過來說，只要保持正確的姿勢，肩膀、腰和膝蓋的疼痛都能改善，健康壽命也會自然延長。

人體某個部分一旦出現疼痛，肌肉就會為了保護那裡而緊繃起來。所以，肩膀痛就會使肩膀肌肉發硬，腰痛就會使腰部肌肉發硬。我們按摩疼痛的部位、鬆開緊繃的肌肉，的確會感覺到疼痛減緩了一些。

可是最重要的是**肌肉緊繃的原因**，也就是必須改善錯誤的姿勢才行。**如果不鬆開妨礙正確姿勢的僵硬部位，疼痛就一定會復發**。因此，最有效的方法就是伸展操。只要養成做本書KAZU式伸展操的習慣，就不必再三天兩頭上醫院。而且，學會正確的姿勢，就能漸漸變成毫無任何不適的身體了。

確實做伸展操，養成與疼痛、疲勞、疾病無緣的體質

為腰、肩膀和膝蓋疼痛煩惱的人，只要平常做伸展操、恢復良好的姿勢，就能逐漸擺脫這些煩惱。但是，伸展操所得到的好處，並不是只有改善疼痛而已。

姿勢不良會對身體的某一處造成負擔，肌肉會為了承受這個負擔而緊繃、產生疼痛。但是，只要全身站直，就能有效率地運用全身，不再對某些部位加重負擔，**可以維持不易疲累的身體**。

另外，保持良好姿勢的人，不論是站著還是坐著，姿態都十分優美，能夠給人良好的印象，最終**也能預防各式各樣的疾病**。

而且，養成做伸展操的習慣，還可以鞏固身體內側的核心。

近年來，各位應該都不時聽說過「深層肌肉」這個運動用語吧。覆蓋在身體表

面的肌肉稱作表層肌肉，相較之下，深層肌肉就是身體深處的肌肉，顧名思義，它位於身體的深處，這就是身體的核心。

只要在體內打造出穩定的核心，就不容易跌倒，不只是老年人，年輕人也**能大幅減少負傷的風險**。而且對於運動選手來說，這樣不僅能減少受傷風險，還有助於大幅提升運動表現。在足球、橄欖球、籃球等運動上，體格嬌小卻能創下優異成績的選手，之所以衝撞到高大魁梧的選手也不容易摔倒，就是因為他們的身體擁有穩定的核心、因為他們都充分鍛鍊過深層肌肉。

伸展操的最終目標，是打造出不再需要做伸展操的體態。意思就是打造與疼痛和疲累絕緣的身體。

別以為「腰痛根本治不好，只能一輩子與它共存」。有些人因為腰痛而一直上醫院回診，但是那些不管去幾次都**治不好的人，才更需要嘗試KAZU式伸展操**。

小腹凸出是百病的根源
正確姿勢為健康的根基

不論是肉體勞動還是辦公室文書工作，人只要維持同一個姿勢的時間越長，就會漸漸習慣不良的姿勢。在智慧型手機普及的現代，頭痛和肩膀痠痛也逐漸滲透到小學生和國中生這些年輕世代。

一旦習慣了不良姿勢，反而會覺得保持正確的姿勢非常辛苦，會越來越累。對這種人來說無意識駝背才是最輕鬆的坐姿，所以無意間就會陷入駝背更嚴重的惡性循環。

這麼一來，人體內會發生什麼事呢？首先，深層肌肉會逐漸衰退，導致內臟下降，小腹變得凸出。這個狀態就稱作「內臟下垂」。

那內臟下垂又會怎麼樣？腸道就會變得不易蠕動，引發便祕。然後慢慢地，

腸內環境變差，導致肥胖、皮膚粗糙、虛冷，甚至是腸阻塞，對身體各處造成不良的影響。

如果是女性，凸出的小腹不僅會讓自己十分介意，很多人還會因為腸道下垂而壓迫子宮、妨礙子宮活動，導致月經失調、不孕等症狀。

我的病患當中，很多人都因為養成做伸展操的習慣而**不再便祕，也改善了皮膚粗糙和生理痛**。另外，因為矯正姿勢後呼吸變得更深，於是新陳代謝也變佳，**還有減肥的效果**。

首先要察覺自己姿勢不良的事實，透過拉伸來紓緩緊繃的身體，開始重新整修、恢復身體的原貌吧。接著只要注重深層肌肉、塑造並維持體態，身體就會越來越健康。希望大家都能趁著這個機會，牢牢記住**「正確的姿勢才是健康的根基」**。

無須講求動作一步到位
初學者更要提醒自己「沒關係」！

本書介紹的伸展操，也融入了瑜伽的元素。因為相較於大多數的伸展操和體操都是以單一關節運動為主，瑜伽的優點就是以伸展全身的動作為主。而且這也與我的想法根據**「身體是連動的」**理論相通。

不過，做伸展操有一些需要注意的事項。那就是**「千萬不要太逞強」**。很多人在瑜伽教室裡，為了模仿身體柔軟的老師做出的姿勢，往往會想盡辦法勉強擺動作，結果反而害自己腰部和肩膀受傷。

同理，應該很多人除了看這本書以外，看著參考書或示範影片做伸展操時，都會覺得非得要做出和模特兒一樣的姿勢才行吧。但是包含本書在內，幾乎所有參考書都是由身體柔軟的模特兒示範。

現在，腰和肩膀疼痛的人，身體都已經變得僵硬了，如果還勉強做伸展操，一定會導致疼痛。所以，在身體還很僵硬時，應該做不出像模特兒一樣的姿勢。

不過，這樣也沒關係。剛開始最重要的不是如實做出示範的姿勢，而是先**好好拉伸需要伸展的部位**。有些人會把拉伸的感覺形容成「痛爽」，做伸展操時，以這種程度的力道為基準就可以了。疼痛代表身體正在告訴你它受傷了，如果還繼續逞強，恐怕會導致本來沒事的部位也受傷，千萬要小心。

只要在不勉強自己的程度內每日持續做伸展操，**不管是身體再怎麼僵硬的人，也一定會見效**。雖然成效會有個體差異，不過大多數人只要**兩週左右**，就多少能夠感受到效果了。請大家不要放棄，務必堅持下去。

順序、呼吸、時機
三個關鍵字強化伸展操效果

前面我提過「不要逞強」，而為了提高伸展操的效果，還有三個我希望大家都要知道的重點。那就是**①順序**、**②呼吸**、**③做伸展操的時機**。後面我就來個別說明一下。

首先是①的「順序」，順序是指擺姿勢的階段。本書介紹的伸展操並不是單一關節的伸展，而是安排成可以連動多個關節、使身體確實且有效地伸展。因此，拉伸身體的一系列動作，必須**按照圖片指示的順序進行**。

接著是②的「呼吸」。做伸展操時，很多人都會不由自主地憋氣。呼吸是紓解緊繃肌肉的必備動作，請大家一定要學會有效的呼吸方法。

重點在於**比起吸氣、要更注意吐氣**。我不是要你噘起嘴「呼～」地大力吐氣，而是像長長的嘆息一樣，慢慢「哈～」地吐出氣來。這樣大家應該都能感受到「哈～」地吐氣，會比「呼～」地吐氣還要更能放鬆全身的力氣。

這時的狀態，就像是擰壓吸了水的海綿一樣。如此一來，吸氣時會像是海綿吸水般自然吸入空氣。這就是最適合伸展操的呼吸法。

提高伸展操效果的3個重點

POINT ▸ 01

順 序

按照順序做

POINT ▸ 02

呼 吸

注意吐氣

POINT ▸ 03

時 機

最好在身體暖和的狀態下做！

最後是③做伸展操的時機。要在不過度緊繃的狀態下做，意思就是比起在身體寒涼的狀態下，趁著剛洗完澡、**身體十分暖和的狀態下拉伸，效果會更好**。另外，剛起床、就寢前身體都會變得僵硬，如果想要發揮伸展的效果，早晚各做一次會更好。趁著工作的空檔、白天多做幾次也很有效果。與其做一分鐘、兩分鐘這種偏長的時間，不如多做幾次三十秒的伸展操，只要這麼想，不就能輕易養成習慣了嗎。

第2章

檢查身體的疼痛

這一章，我要介紹8個可以檢查出身體疼痛部位的方法。為了打造不需要看病的身體，首先最重要的是自己檢查身體狀態，找出疼痛的原因。那麼我們就開始吧！

了解自己的身體狀態

到這裡，我已經介紹過由我構思的ＫＡＺＵ式伸展操的概要了。後面我會用圖片和文章具體說明拉伸的方法，不過在這之前，希望各位務必要做一件事。那就是現在你的**身體疼痛檢測**。

「師傅，我的肩膀痛到受不了了。你能不能幫幫我？」

前來我的整體院就診的患者都會這麼說。但是，當我仔細聽他們自訴症狀、為他們診療以後，才發現他們不只是肩膀，腰的狀況通常也不太好。這類情況族繁不及備載。

你**感覺到疼痛的部位，真的只有肩膀這一處嗎？**請大家一定要趁這個機會，徹底檢查全身上下，並且好好思考究竟是身體的哪個部位正在發出求救訊號，以及疼痛的原因是什麼。

我認為，患者自己思考並歸納身體疼痛的原因，在整個治療過程中是非常重要的環節。說到底，能夠完全治好腰痛和肩膀痠痛問題的人，既不是整體師，也不是針灸師，而是患者自身。

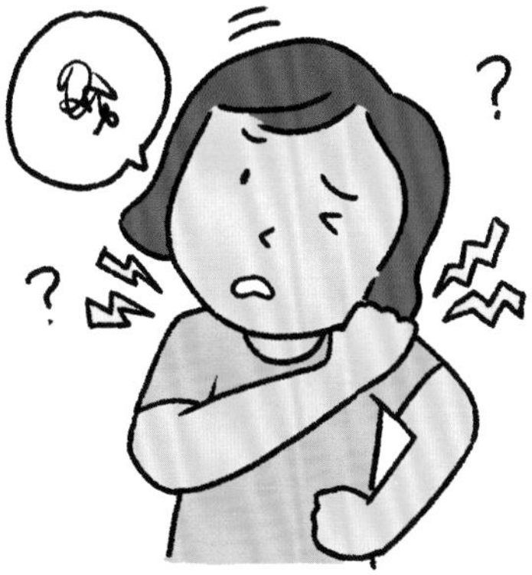

你感覺到疼痛的地方，
真的只有肩膀嗎？

的確，在醫院接受按摩和指壓治療、貼上貼布後靜養，疼痛或許真的會減輕。如果是碰撞和扭傷，只要按照醫生的指示做就能治好，但是唯有慢性的肩痠和腰痛，不久後一定會再復發。

為什麼會這樣呢？因為疼痛的原因是來自患者本身的生活習慣。所以，如果真心想要治好肩痠、腰痛，就必須鎖定造成痛因的習慣，並下定決心徹底脫離那個習慣。

現在深受慢性肩痠和腰痛之苦的人，必須重新評估的習慣就是「姿勢」。我總是對來我整體院的患者講得很清楚：

「**除非你改變自己的觀念，否則腰痛絕對不可能治好。**」

可能有些患者聽了會覺得，專家居然對病人說要放棄治療，內心因此產生不好的觀感。但是，患者只能承認自己的姿勢錯誤、靠自己努力才有機會治癒，所以我這麼說也是無可厚非。

我認為我身為整體師的使命，就是「**幫助患者養成不再上醫院也能保持良好**

狀態的身體」。回到身體檢測的話題，我想說的是，為了得到不必看醫生的健康身體，**重點在於要靠自己檢測身體的狀態**。

了解疼痛的原因
打造健康的身體！

原因在於自己的生活習慣

改善生活習慣

變成不必上醫院的身體

重新評估生活習慣是健康的第一步

各位只要做了第三章開始介紹的伸展操，疼痛肯定會逐漸改善。不過，習慣是個非常可怕的東西，一旦疏忽大意，馬上就會故態復萌。所以，我希望各位不管是每兩、三天一次也好，或者每週一次也好，都能定期檢測自己的身體。做了檢測後，應該就會發現「前面本來很痛，但現在好像完全不痛了」。

只要到達這種程度，也有助於提高你做伸展操的動力。而且，你也可能會覺得「啊，之前不痛的地方有點痛」。像這樣及早發現新的問題。如果疼痛還很輕微，做短期伸展操應該就會消除了。

這一章，我要來介紹檢測腰、肩、頸部疼痛的八種方法。首先請大家掌握自己感到疼痛的部位，再做第三章的伸展操，確認是否感覺到了效果。以這種方式和自己的身體對話，漸漸養成擺出正確姿勢的習慣吧。

腰部檢測① 脹痛

雙腿靠攏站好，膝蓋保持伸直的狀態，上半身往前彎，雙手自然下垂。這時要檢查自己的腰和大腿後側，會不會感覺到脹痛。

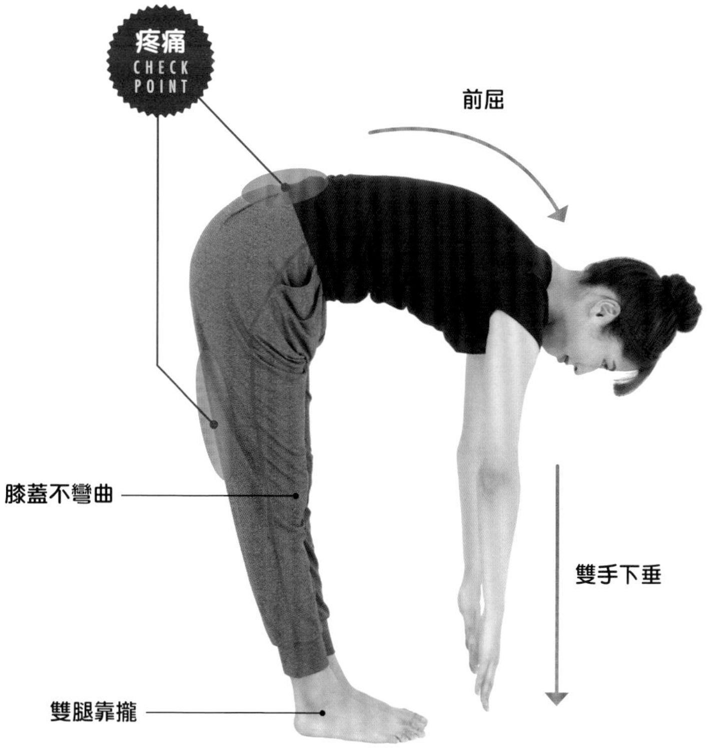
疼痛
CHECK
POINT
前屈
膝蓋不彎曲
雙手下垂
雙腿靠攏

腰會痛的人，腰部往往已經過度活動了。閃到腰是活動過度的結果，請視為扭傷來應對。由於腰部周圍的肌肉變得緊繃、試圖固定扭傷的地方，所以腰才會僵硬痠痛。

腰部檢測② 壓迫痛

檢查腰部和髖關節的組合是否正常動作。雙手往前伸直，下巴往內縮，用腹部往前挺的感覺向後仰。

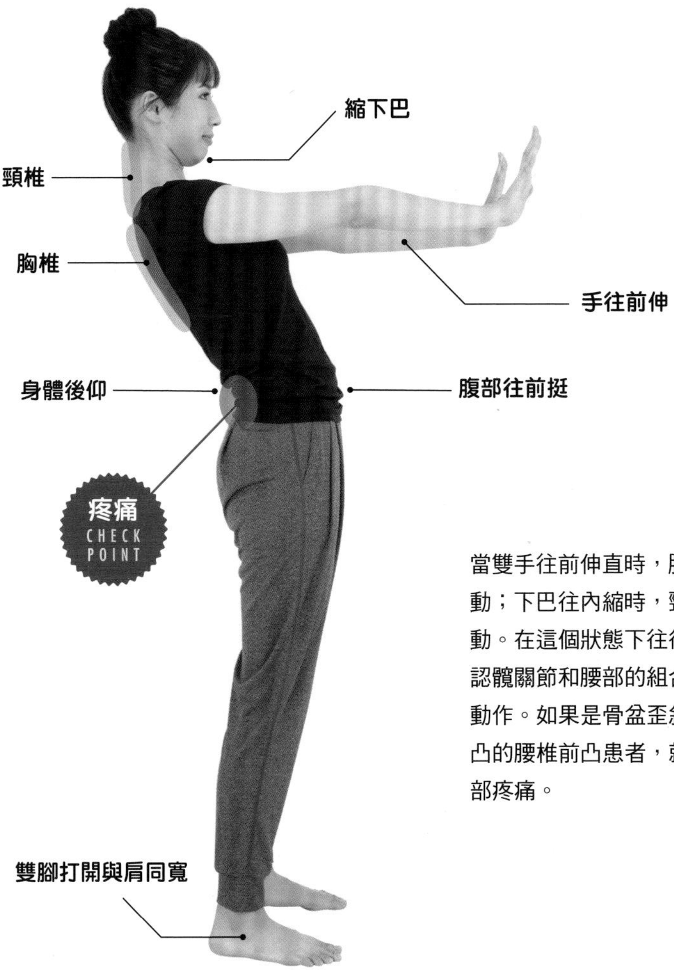

當雙手往前伸直時，胸椎會鎖住不動；下巴往內縮時，頸椎會鎖住不動。在這個狀態下往後仰，可以確認髖關節和腰部的組合是否能正常動作。如果是骨盆歪斜、臀部向後凸的腰椎前凸患者，就會感覺到腰部疼痛。

腰部檢測③ 側面脹痛

檢查腰部側面是否會脹痛。雙腳打開與肩同寬，全身站直，注意不要往前彎，將身體分別往左、右倒看看。

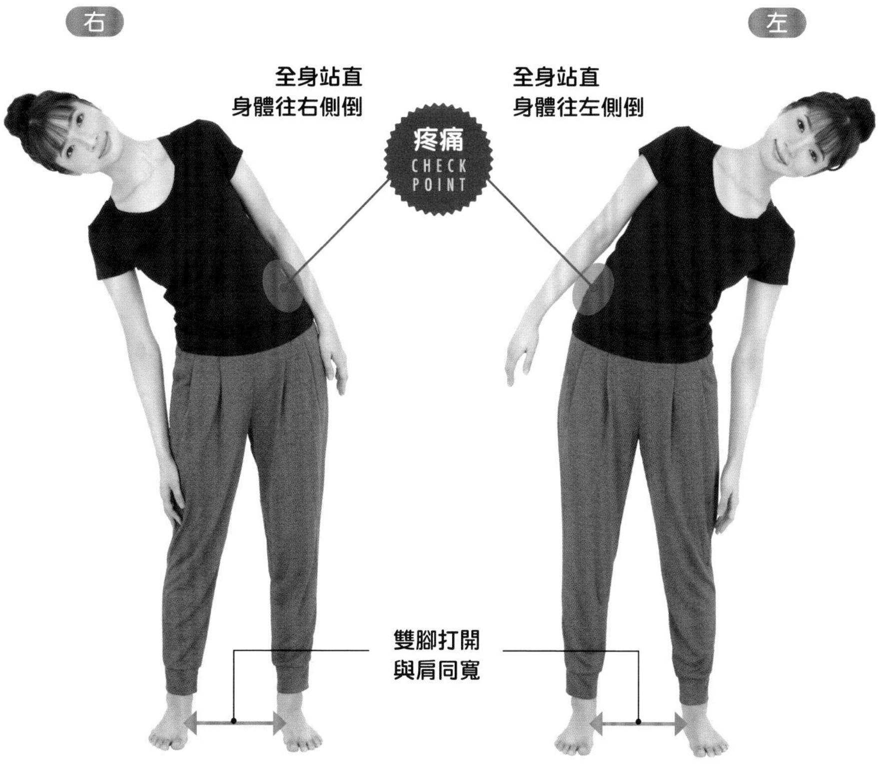

此時應該會感覺到左右有任一邊特別脹痛，這就是髖關節動作不良。髖關節動作不良時，會使腰部肌肉過度活動，所以才會緊繃。正常的髖關節動作，是身體往右倒時髖關節往左滑，身體往左倒時髖關節往右滑。

CHECK

1 2 3 4 5 6 7 8

腰部檢測④ 側面壓迫痛

檢查腰部周圍的壓迫痛。先筆直站好，雙肘抬到與肩同高，然後身體分別往左右任一邊扭轉，扭轉後上半身往後仰。另一側的作法也相同。

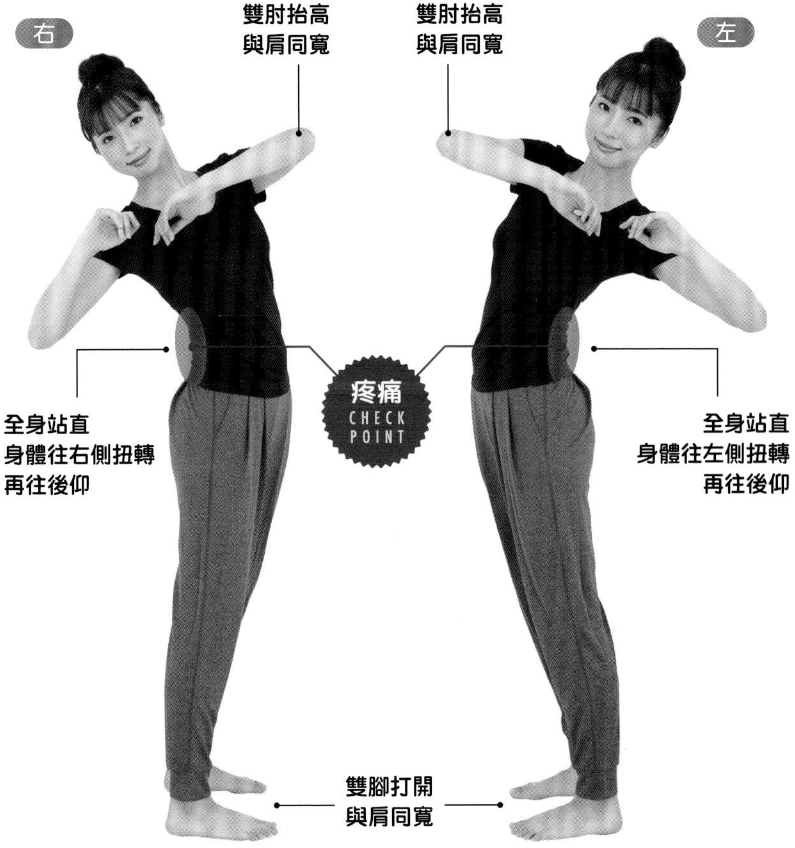

右
雙肘抬高
與肩同寬
雙肘抬高
與肩同寬
左
全身站直
身體往右側扭轉
再往後仰
疼痛
CHECK
POINT
全身站直
身體往左側扭轉
再往後仰
雙腳打開
與肩同寬

此時應該會感覺到左右任一邊有明顯的擠壓（壓迫）感。這就代表骨盆歪斜失去平衡，感到疼痛的那一側髖關節無法活動。

腰部檢測⑤ 判別身體的歪斜

左手往斜上方舉起，手腕向外轉讓手掌朝上；右手往斜下方伸直，手腕往內轉。在這個狀態下讓屁股朝右移動。另一側的作法也相同，這樣可以判斷哪一邊會疼痛。

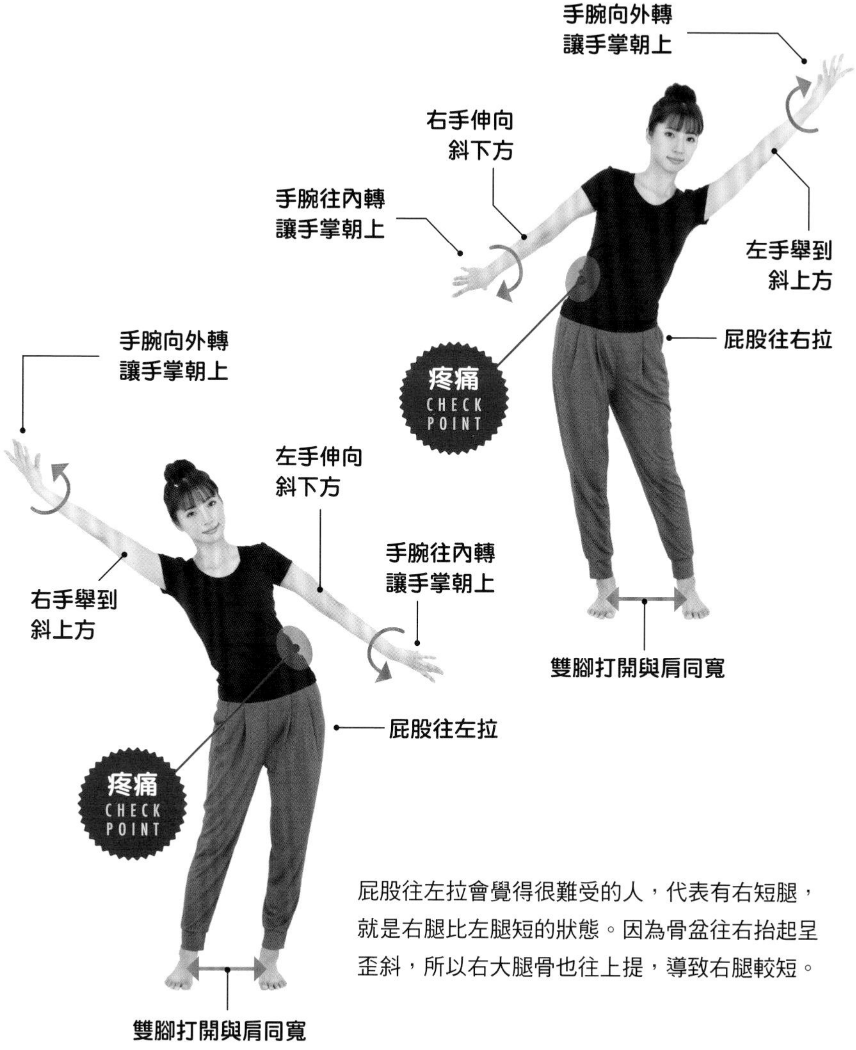

屁股往左拉會覺得很難受的人，代表有右短腿，就是右腿比左腿短的狀態。因為骨盆往右抬起呈歪斜，所以右大腿骨也往上提，導致右腿較短。

肩頸檢測① 頭部前後倒

檢查頭部前後擺動時，是否會感到脹痛或壓迫痛。在全身站直的狀態下，保持上半身不動，只有頭部慢慢往前後擺動。

頭部後仰

頭部前彎

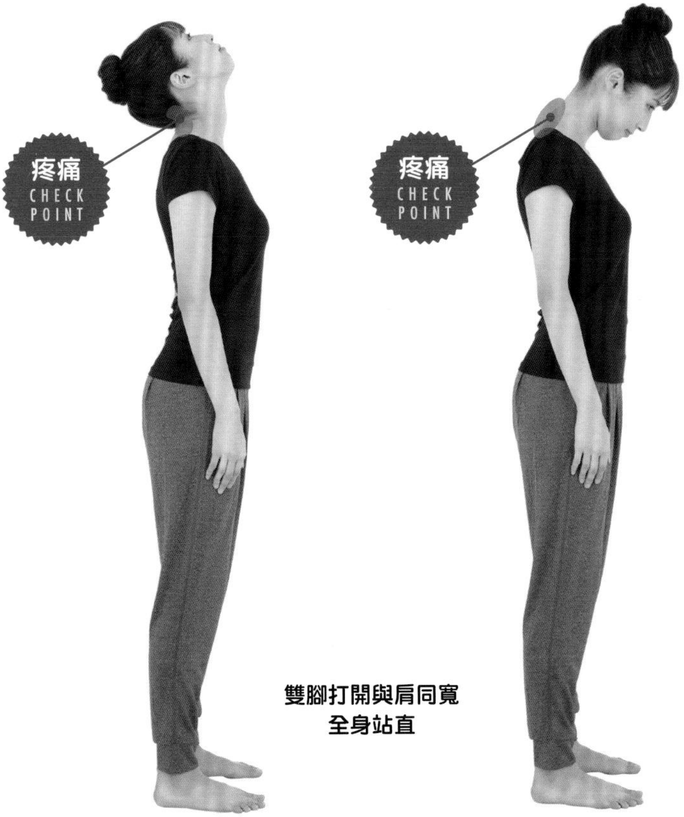

頭往前倒時，頸部感受到的疼痛屬於脹痛。頭往後倒時，頸部感受到的疼痛是擠壓痛。

肩頸檢測② 頭部左右倒

做完右頁的檢查後，再判斷頭往前倒時感受到的脹痛左右差別。上半身保持不動，全身站直，只有頭慢慢往左右傾倒。

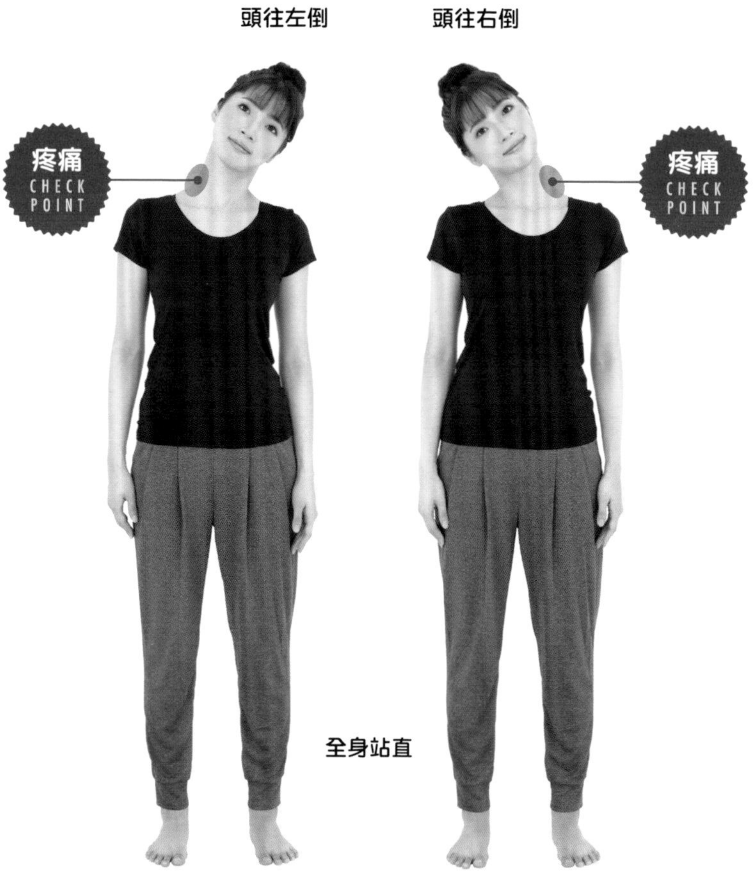
頭往左倒
頭往右倒
疼痛
CHECK
POINT
疼痛
CHECK
POINT
全身站直

頭往左右傾倒時，檢查左右哪一邊出現脹痛，
哪一邊出現壓迫痛。

肩頸檢測③ 頸部迴旋轉動

同樣在做完42頁的檢測後，再判斷頭往後倒時感受到的脹痛左右差別。在全身站直的狀態下頭轉向左邊，接著再抬起面向斜上方。右側也要檢查。

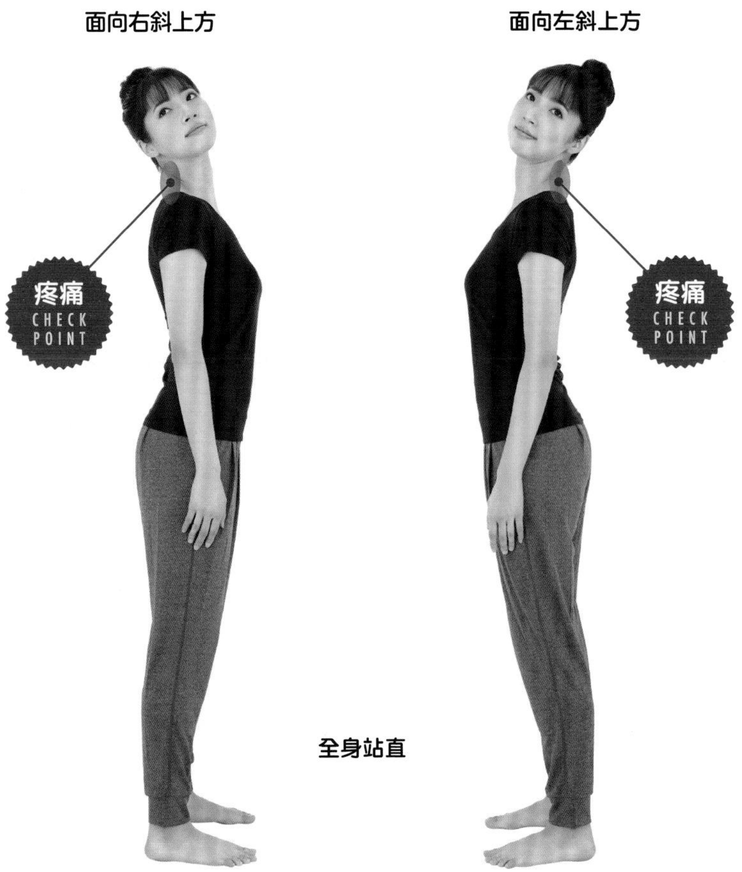

檢查面向右斜上方時，與面向左斜上方時，哪一邊會感覺到壓迫痛。

第3章

消除腰肩痠痛的伸展操

這一章終於要開始介紹消除腰痛、肩膀痠痛的伸展操了。伸展操最重要的是在不勉強自己的程度內，每日持之以恆地執行。只要養成習慣，就能從此擺脫難受的腰痛和肩膀痠痛。

肩膀和腰的疼痛原來是這樣來的!?

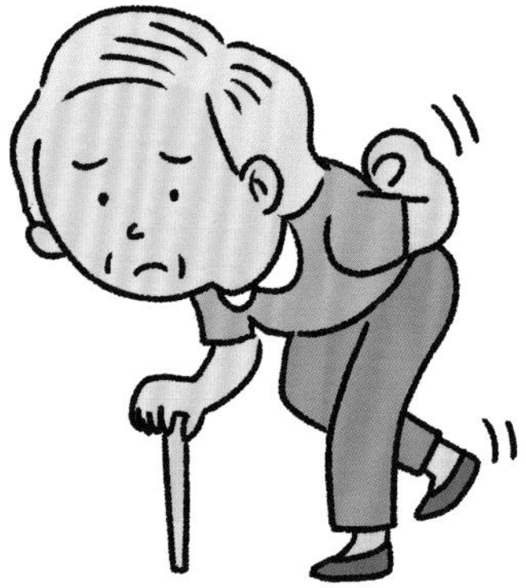

腰部彎曲、無法恢復的原因，
在於周圍的肌肉僵硬。

不論男女，很多人都不堪其擾、足以稱之為「國民病」的症狀，就是肩痠和腰痛了。除了起因於精神方面的壓力或內臟疾患以外，我認為**肩膀、腰部疼痛的成因大多在於「姿勢」**。即便是高齡人士，只要是保持良好姿勢的人，都很少抱怨自己有肩痠、腰痛，反倒是年輕世代飽受肩痠、腰痛之苦而上醫院的人，一般來說都是因為姿勢不良。

我就從腰痛的原因開始說明吧。請各位在腦中想像一位腰部彎曲近九十度的老年人。他之所以腰彎曲到無法恢復，是因為骨盆處於往前倒的扭轉狀態，周圍的肌肉已經僵硬了。所以，如果他想要向前看，就只能使用腰部的肌肉撐起身體才行，因為嚴重操勞原本不必用到的腰部肌肉，才會導致疼痛。

雖然這個例子很極端，不過有腰痛的人，體內都會發生相同的現象，只是程度的差別而已。閃到腰就是強迫腰部做出超過負荷的動作，結果造成的扭傷狀態。

改善的方法，就是**矯正骨盆歪斜、讓它端正立起**，也就是做伸展操來紓緩腰部周圍妨礙骨盆立起的僵硬肌肉。

腰部彎曲會導致屁股向後凸——也就是身體重心往後偏移的狀態。只要這個重心回到前面，骨盆就會立起，腰部可以均衡地嵌在上面。如此一來，骨盆和腰的組合就能正常動作，不會過度使用腰部的肌肉，得以改善腰痛。

倘若置之不理，腰痛可能就會惡化成椎間盤突出或椎管狹窄。為了讓骨盆恢復到原本的位置，必須習慣性做本書所介紹的伸展操。三天打漁兩天曬網是沒有意義的，請大家一定要有耐心堅持下去。

接著我來說明肩膀痠痛。這裡需要注意的是肩胛骨。當我們舉手時，不是只有肩膀僵硬的人，背部呈等腰三角形的肩胛骨會很難活動。

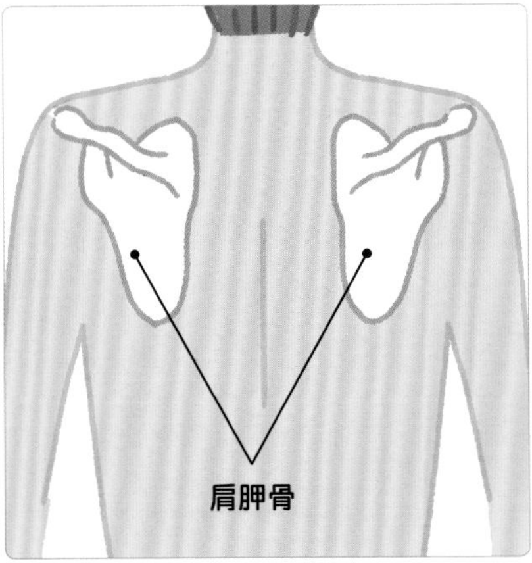

肩關節，肩胛骨也會活動。肩膀抬起時，肩胛骨會下降。這部分原本就是以這樣的方式連鎖動作。

但是，肩膀痠痛的人，肩胛骨會一直保持在抬升的狀態，難以活動。結果，肩關節就會被迫代替肩胛骨過度活動，所以導致肩膀周圍的肌肉緊繃，夾住體內的腱、關節間軟骨，才會產生疼痛。

那麼，妨礙肩胛骨下降的部位究竟是哪裡呢？就是抬起肩胛骨時會用到的胸部和腋下肌肉。如果要改善肩膀痠痛，首先就要做**放鬆胸部和腋下肌肉的伸展操**（**58頁～**）。

當胸部和腋下的肌肉放鬆以後，或許會有人心想：那麼害胸部和腋下肌肉緊繃的原因又在哪裡？沒錯，原因就出在前臂的肌肉。

我們用雙手做事、操作電腦、書寫、烹飪等等，很多時候都會將手往內旋轉動作。而手往內旋時需要用到的就是前臂的肌肉，因為它的運用次數太多，過度操勞就會逐漸僵硬。為了補償這裡的動作，會用到胸部和腋下肌肉，結果就妨礙了肩胛骨活動。

如果要改善的話，就是做伸展操（58頁～）來放鬆胸部、腋下、前臂這三個部位。由於做操時可能會伴隨著疼痛，所以剛開始不必強迫自己，重要的是在不過度逞強的程度內每日持之以恆。只要養成習慣，一定能夠從疼痛中解脫。

撐牆伸展操 放鬆腹斜肌，改善腰痛

這是適合輕度腰痛者的伸展操，可以放鬆造成骨盆歪斜的緊繃腹斜肌，調整身體的左右平衡。

▶▶▶ 左右30秒 | 3組

STEP 1 單手撐住牆壁 雙腳前後打開

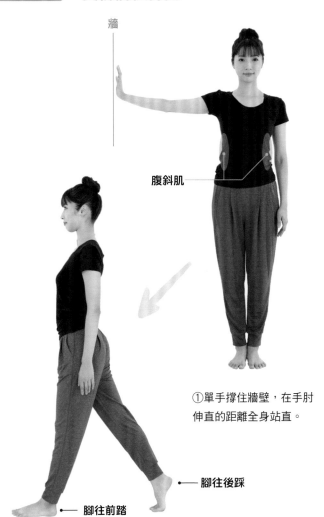

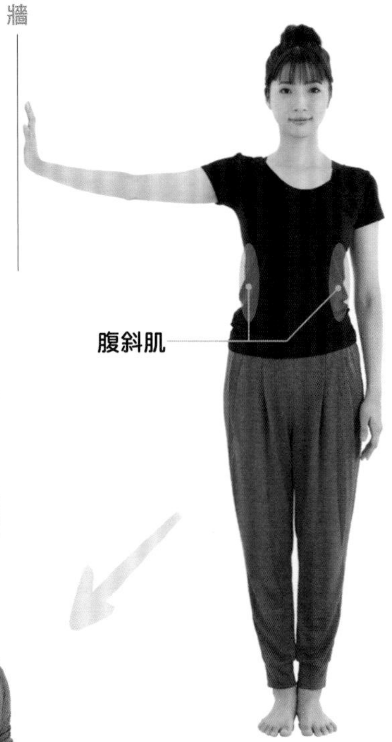

①單手撐住牆壁，在手肘伸直的距離全身站直。

②在手撐著牆壁的狀態下，將靠牆的一腳往後踩，外側的腳則往前踏。抬高往後踩的腳跟，這樣就OK了。

STEP 2 注意頭不要下垂 讓骨盆靠向牆壁，轉動頸部

③撐著牆壁的手肘保持伸直，注意拉伸腹斜肌並且**慢慢讓骨盆靠向牆壁**。這時要小心頭不能往下垂。

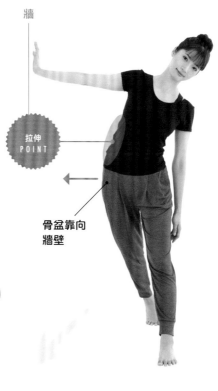

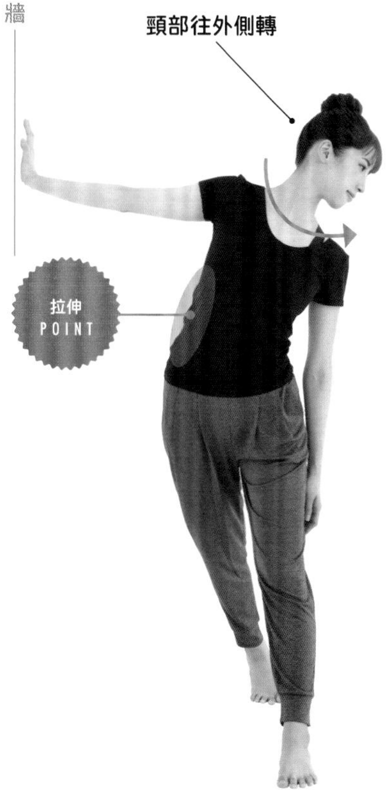

④保持骨盆靠向牆壁的姿勢，**頸部朝離開牆壁的方向轉動**，在感受到腹斜肌拉伸的狀態下維持30秒。結束後再做一次相同的拉伸。當腹斜肌放鬆以後，再做41頁的姿勢檢查看看，身體應該會比做伸展操以前更能輕鬆傾倒。另一側的作法也相同。

▶▶▶ 左右30秒 3組

坐在椅上做伸展操
放鬆股四頭肌

如果因為腰痛而做不出背部後仰的動作，代表骨盆到膝蓋的肌肉、也就是股四頭肌很僵硬。我們就來放鬆這裡吧。

STEP 1 坐在椅子上，單腳抬起 雙手撐在後方，身體往後仰

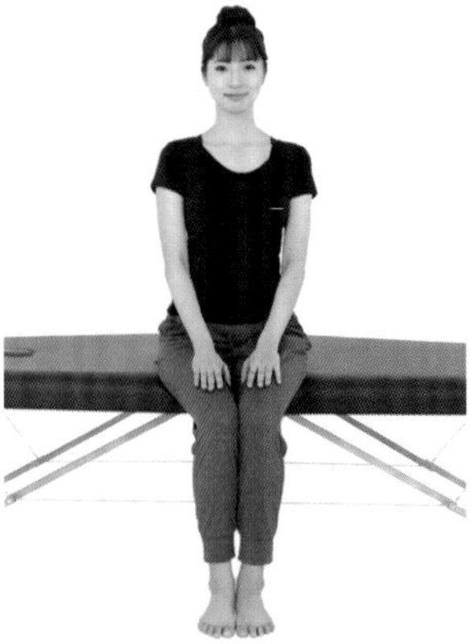

①坐在椅子上，用好像被人從上面提起頭部的**感覺挺直背肌**。

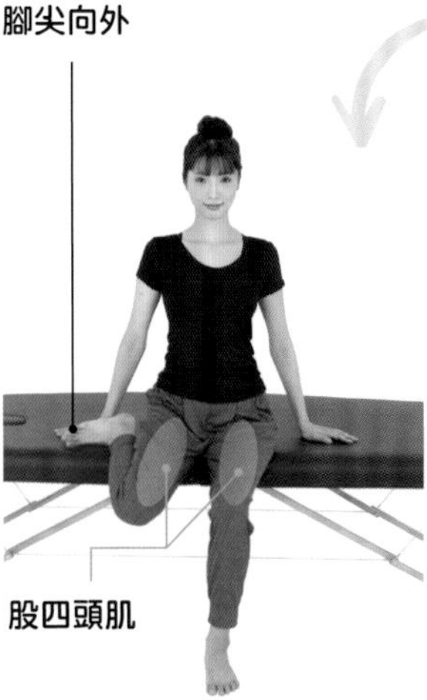

②保持挺直的姿勢，右腳抬到椅座上，這時要確認腳尖向外。

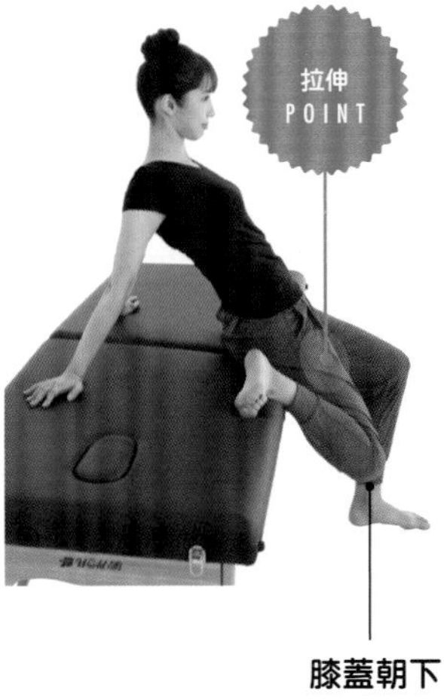

③**雙手撐在後面，慢慢將身體往後仰**。同時，右膝一鼓作氣往下伸，注意拉伸股四頭肌，並維持30秒。另一側的作法也相同。

STEP 2

抬著單腳扭轉上半身 更進一步拉伸股四頭肌

如果你覺得右頁的拉伸不太夠，就用右腳抬在椅座上的狀態，雙手撐在左側、扭轉上半身，右膝向下拉伸股四頭肌、維持30秒。另一側的作法也相同。

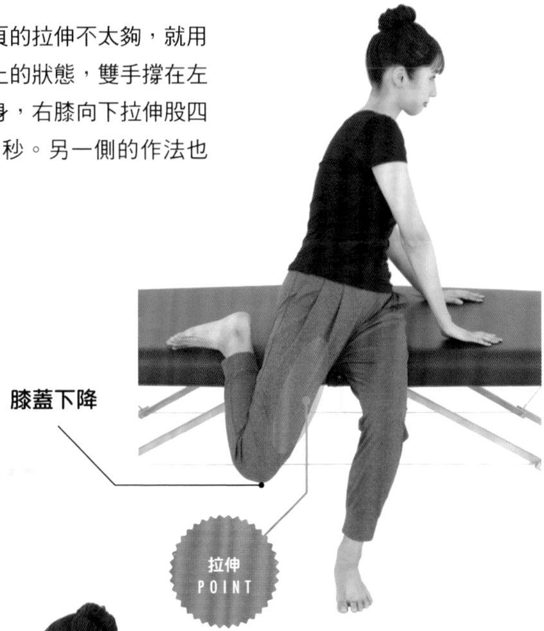

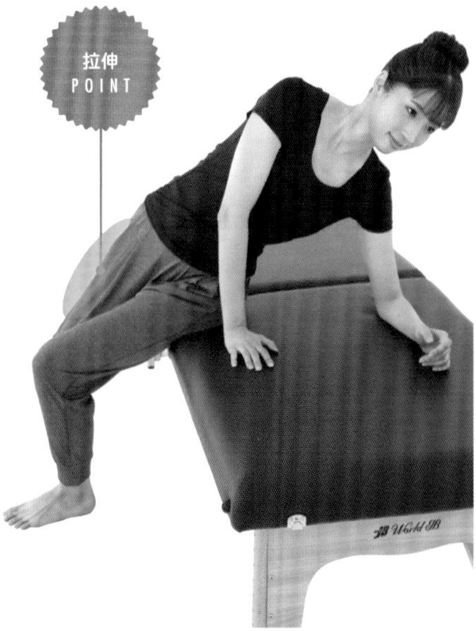

如果這樣還是不夠，就用上面的姿勢，左手肘彎起撐在椅座上，以扭轉上半身、膝蓋往下伸展的狀態維持30秒。另一側的作法也相同。

活動屁股的伸展操
放鬆緊繃的臀大肌

骨盆前方的股四頭肌放鬆以後，接著就來放鬆屁股的臀大肌。只要放鬆這裡，就能恢復骨盆原本的動作。

STEP 1 挺直背肌坐在椅子上 單腳腳跟靠在另一腳的大腿上

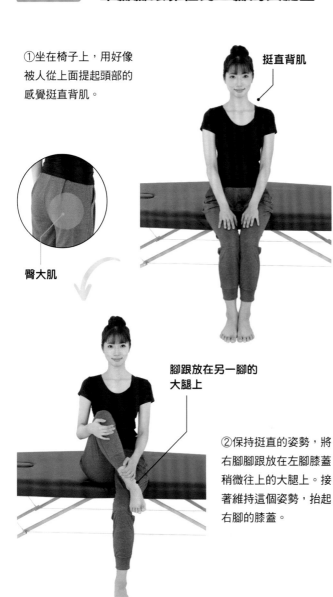

①坐在椅子上，用好像被人從上面提起頭部的感覺挺直背肌。

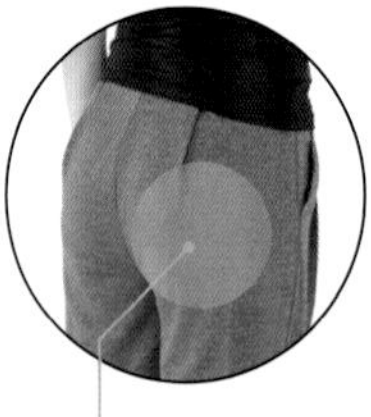

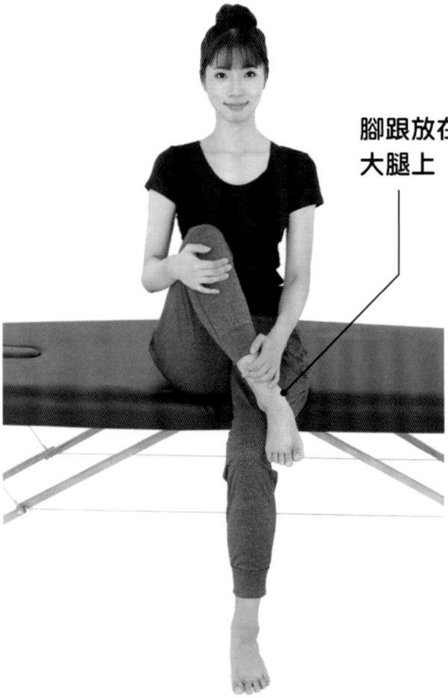

②保持挺直的姿勢，將右腳腳跟放在左腳膝蓋稍微往上的大腿上。接著維持這個姿勢，抬起右腳的膝蓋。

STEP 2

雙手將膝蓋抱到胸前再扭轉身體

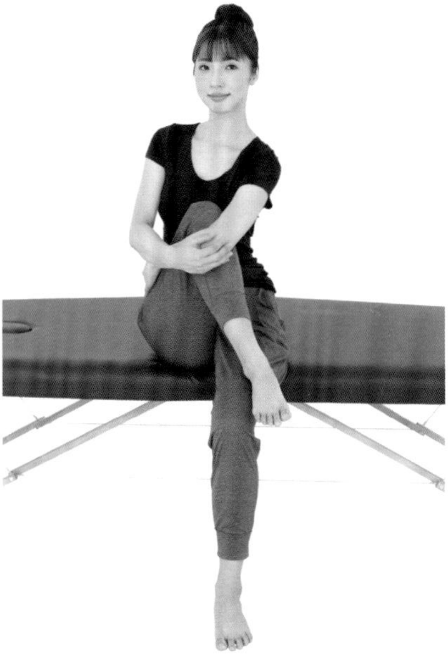

③左手抱著右膝，這時抱膝的左手要盡可能收緊一點，讓膝蓋貼近胸口。右手用輕輕輔助的感覺扶住左手。

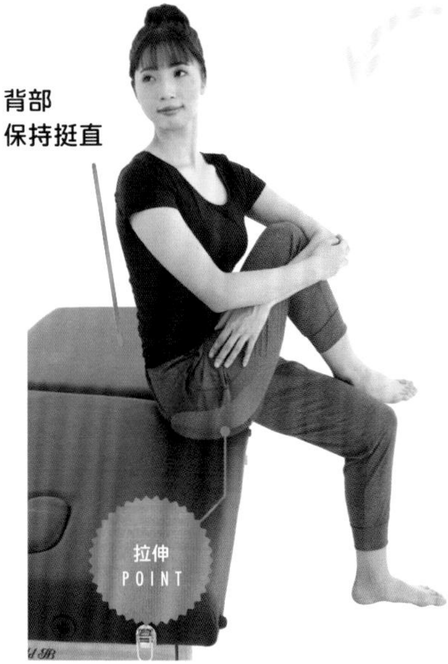

④左手抱著膝蓋壓到胸前，並將上半身往右轉。注意拉伸屁股肌肉的臀大肌，維持30秒。另一側的作法也相同。

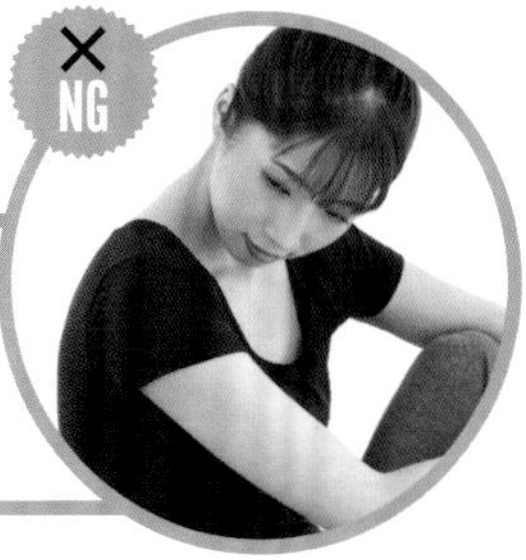

手抱住膝蓋時要是駝背的話，就無法拉伸臀大肌了。背肌一定要挺直。

嚴重腰痛的人也能做的臀中肌、臀小肌伸展操

因為嚴重腰痛而沒辦法做上一頁伸展操的人，可以拉伸臀中肌、臀小肌、闊筋膜張肌（參照66頁）這些骨盆側面的肌肉。

STEP 1 背肌挺直坐在椅子上 單腳腳跟靠在另一腳的大腿上

①坐在椅上，用好像被人從上面提起頭部的感覺挺直背肌。接著保持挺直的姿勢，將右腳腳跟放在左腳膝蓋稍微往上的大腿上。

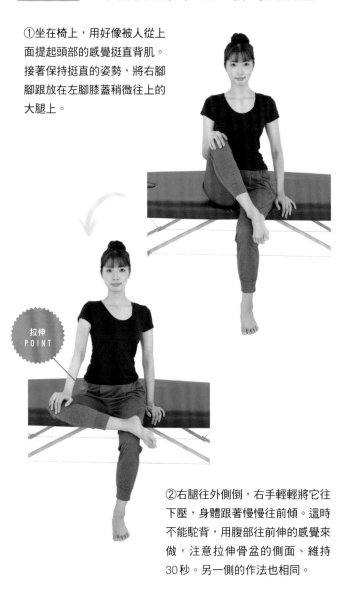

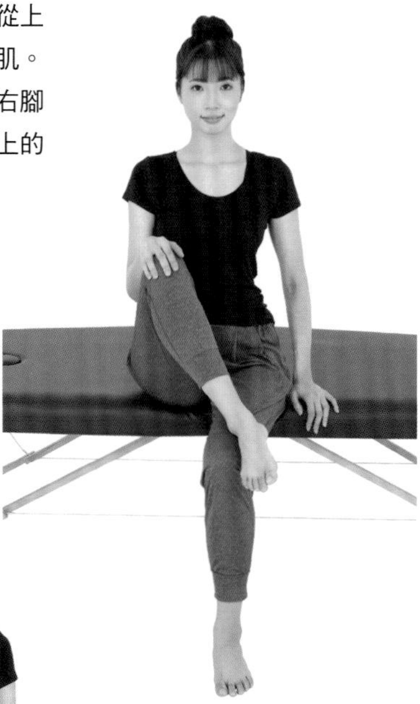

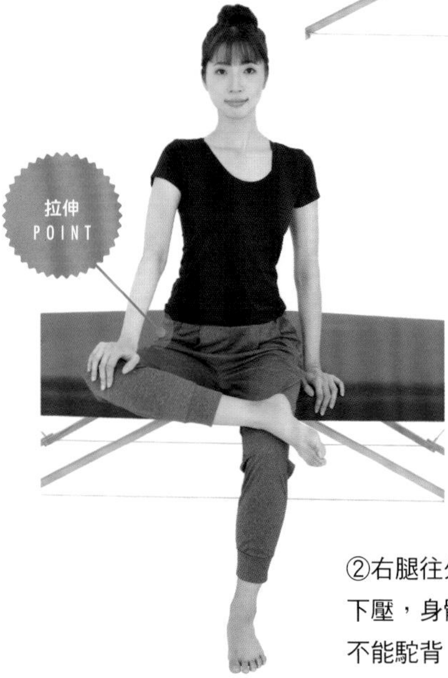

②右腿往外側倒，右手輕輕將它往下壓，身體跟著慢慢往前傾。這時不能駝背，用腹部往前伸的感覺來做，注意拉伸骨盆的側面、維持30秒。另一側的作法也相同。

STEP 2 稍微有點拉伸的感覺後再扭轉身體

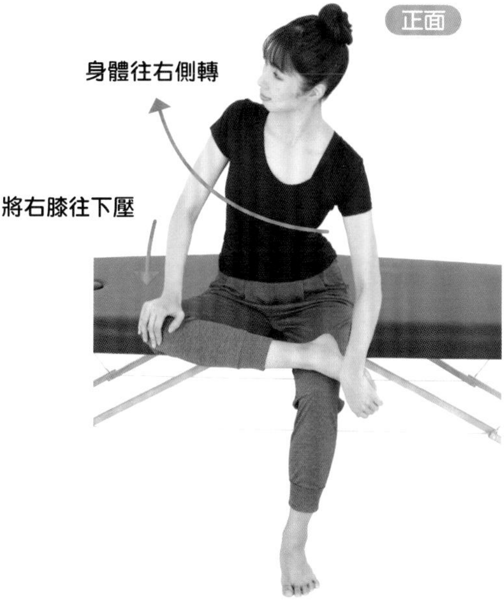

還有餘力的人，可以保持腹部往前伸的狀態（右頁②），一口氣將右膝下壓，並且上身往右轉，維持30秒。另一側的作法也相同。

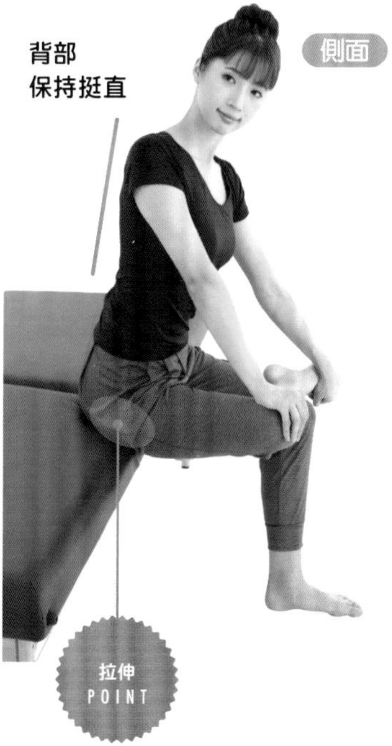

上圖是從側面看的狀態。扭轉上半身時，也要確認自己沒有駝背、背部挺直。

▶▶▶ 左右30秒 | 3組

手刀劈牆伸展操
改善肩頸痠痛

改善肩頸痠痛的第一階段，就是放鬆腋下緊繃的肌肉。這個伸展操只要有一面牆，任何地方都能做。

STEP 1

面向牆壁往後退一步
抬起右手劈牆壁

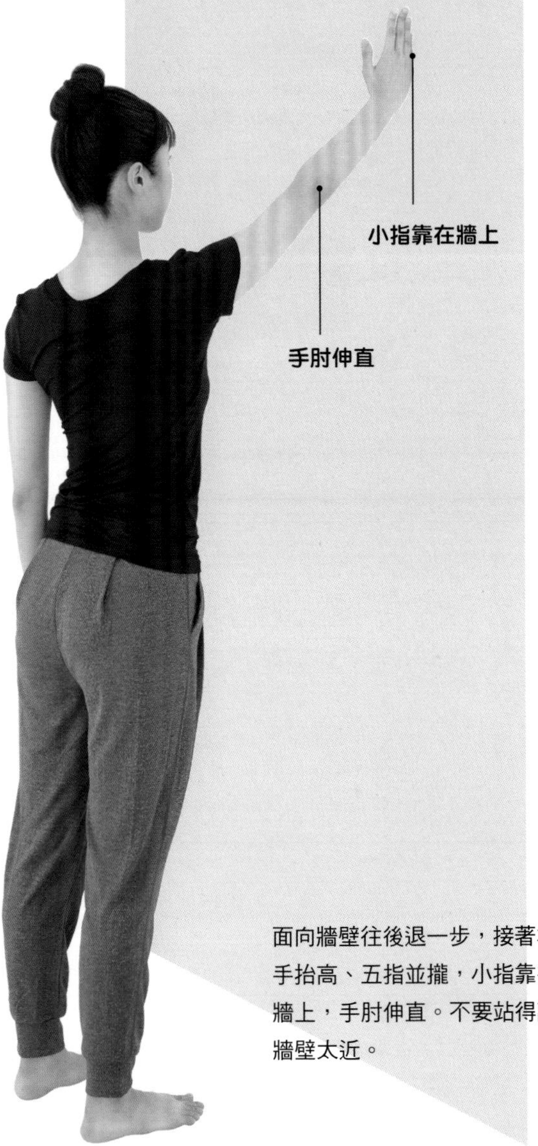

面向牆壁往後退一步，接著右手抬高、五指並攏，小指靠在牆上，手肘伸直。不要站得離牆壁太近。

STEP 2

屁股往後推 拉伸腋下的肌肉

手的位置要固定好不能落下，然後慢慢**將屁股往後推**。重點在於**手肘不能彎曲**，以及**頭不要下垂**。

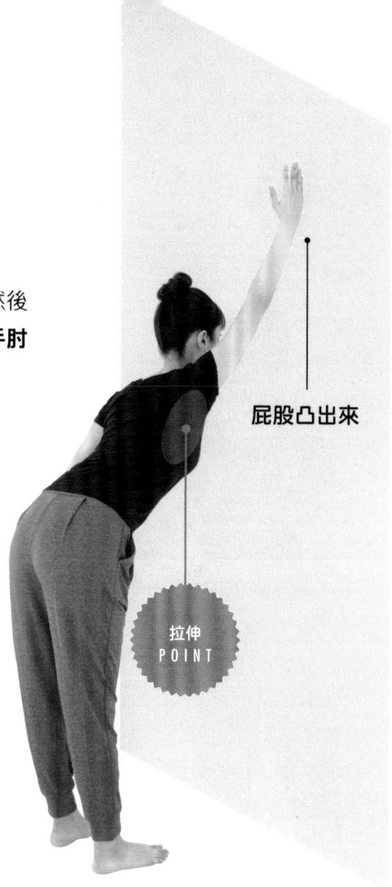

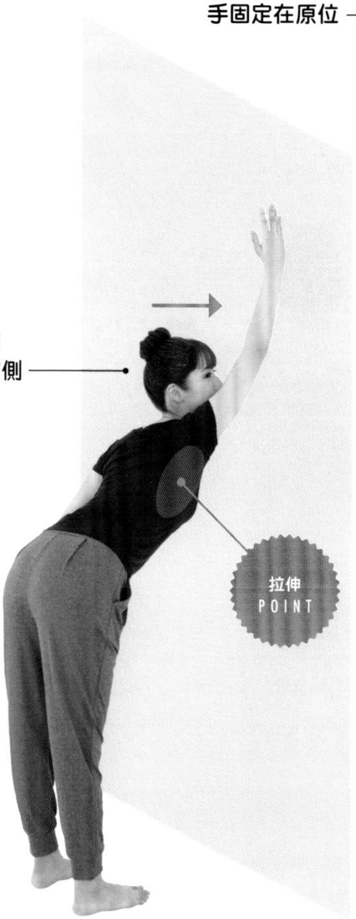

注意拉伸腋下的肌肉，接著**將臉朝向右側、30秒內**保持不動。另一側的作法也相同。屁股要是過度往後推，可能會造成腰痛，所以千萬不要勉強自己。只要能拉伸到腋下就OK了。

放鬆胸部緊繃的肌肉 就能大大舒緩肩頸的痠痛

腋下的肌肉放鬆之後，接著就來拉伸胸部肌肉。緊縮的胸部肌肉只要放鬆下來，鎖骨的位置就會提高，對女性也有提胸的效果！

STEP 1 面向牆壁站好 以斜劈的手勢靠在牆上

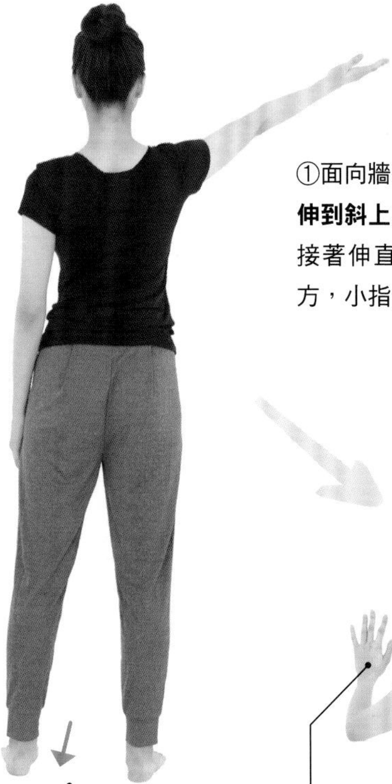

①面向牆壁、**往後退半步，右手伸到斜上方**、舉到耳朵的高度。接著伸直手肘，手掌朝向正上方，小指側靠牆。

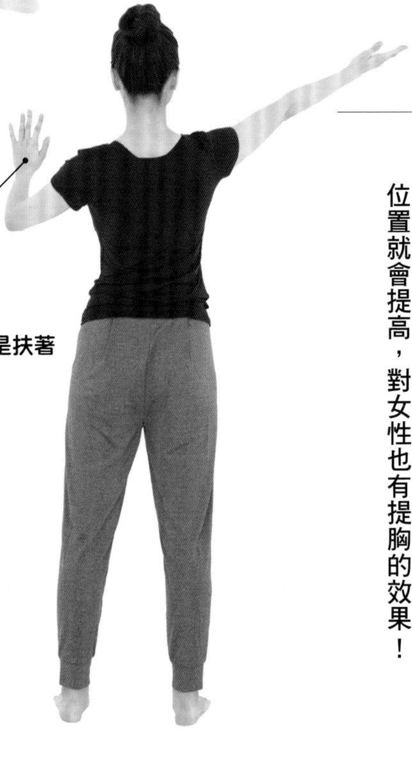

②左手扶在牆壁上。右手要是抬得太高，可能會導致肩膀疼痛，所以要小心。

STEP 2 右肩慢慢靠近牆壁 身體往左側扭轉

③雙腳的位置固定不動，以壓右肩的感覺讓上半身**慢慢靠近牆壁**。這時應該可以感覺到胸部肌肉正在拉伸。

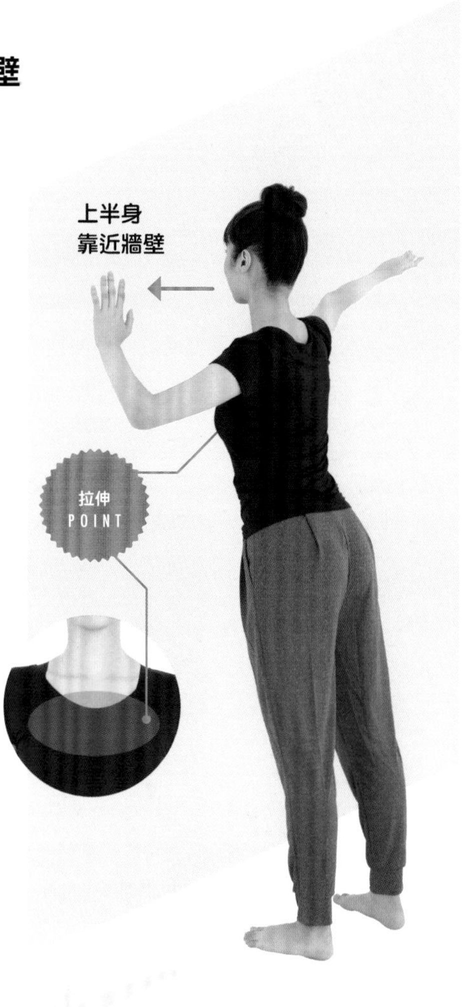

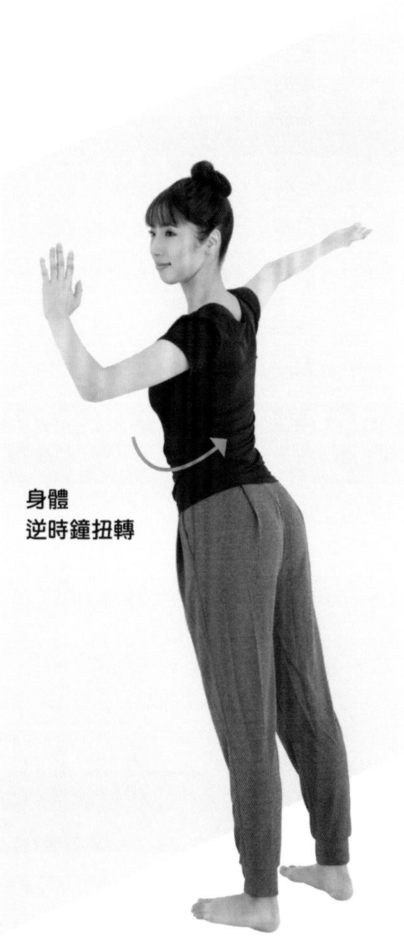

④以右肩靠近牆壁的狀態，再**將身體往左側扭轉**，維持姿勢30秒。另一側的作法也相同。重點在於手肘不能彎曲，以及肩膀不可離牆壁太遠。

▶▶▶ 左右30秒 | 3組

解開肩胛骨
恢復肩頸原有的輕鬆感！

肩頸痠痛的原因之一，就是肩胛骨的活動受阻。將緊貼在身體上的肩胛骨解放開來，就能改善動作。

STEP 1 坐在椅子前端，抬起右腳 右手繞到身體內側抓住腳底

①這是需要抬單腳的伸展操，所以要坐在椅子前端，以免另一腳翹起。

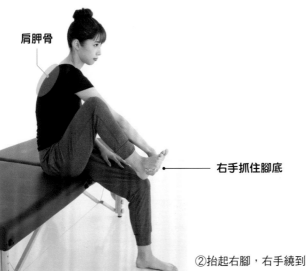

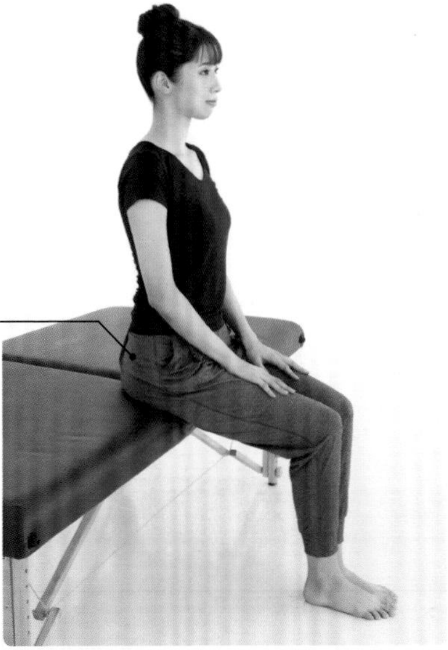

②抬起右腳，右手繞到身體內側抓住腳底。

STEP 2

右腳用力將抓住腳底的手往外推

③像是要將抓著**腳底**的手**推出去的感覺**，右腳用力往前伸。這時如果膝蓋打直，反而會無法施力，所以膝蓋不要伸直，藉由腳往前壓的力量，像是把肩胛骨往外拉開剝離的感覺來做。背部彎曲會更容易拉伸到肩胛骨，但是下巴一定要抬好。要是下巴往下降就沒有效果了，千萬要注意。

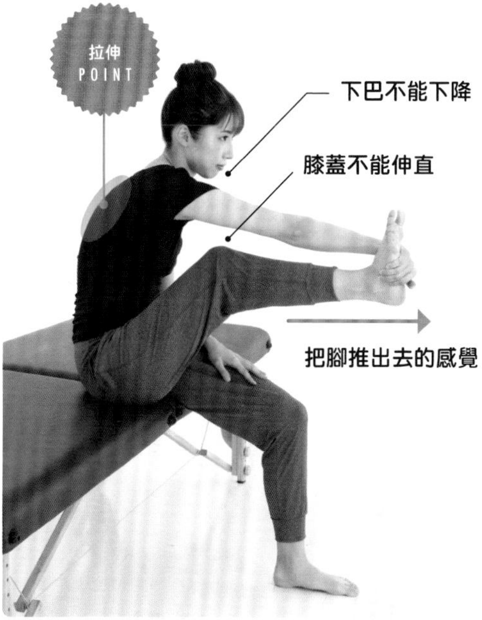
拉伸
POINT
下巴不能下降
膝蓋不能伸直
把腳推出去的感覺

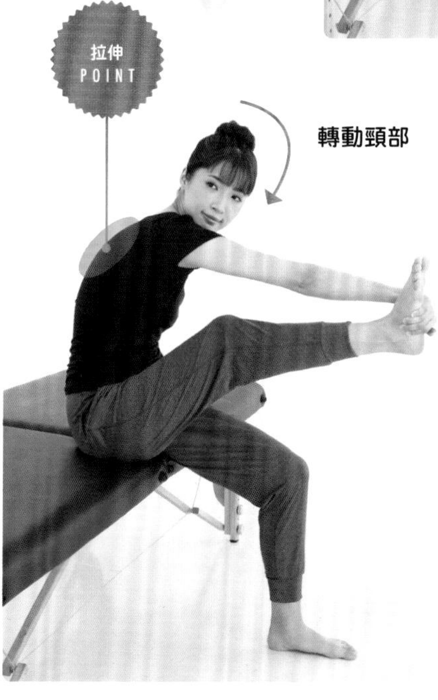
拉伸
POINT
轉動頸部

④這時肩胛骨周圍已經充分拉伸了，但還要再將臉到身體的部分往右扭轉，保持用腳底把手往前推的狀態，維持30秒。另一側的作法也相同。

▶▶▶ 左右 30 秒 | 3 組

前臂的肌肉伸展操
可以快速消解肩頸痠痛

前臂肌肉平常如此操勞，卻從來沒有好好保養。雖然這個伸展操做起來算是比較痛的，不過只要一次就能消解肩頸痠痛。

STEP 1 **以手指朝下的狀態將手掌貼在牆上**

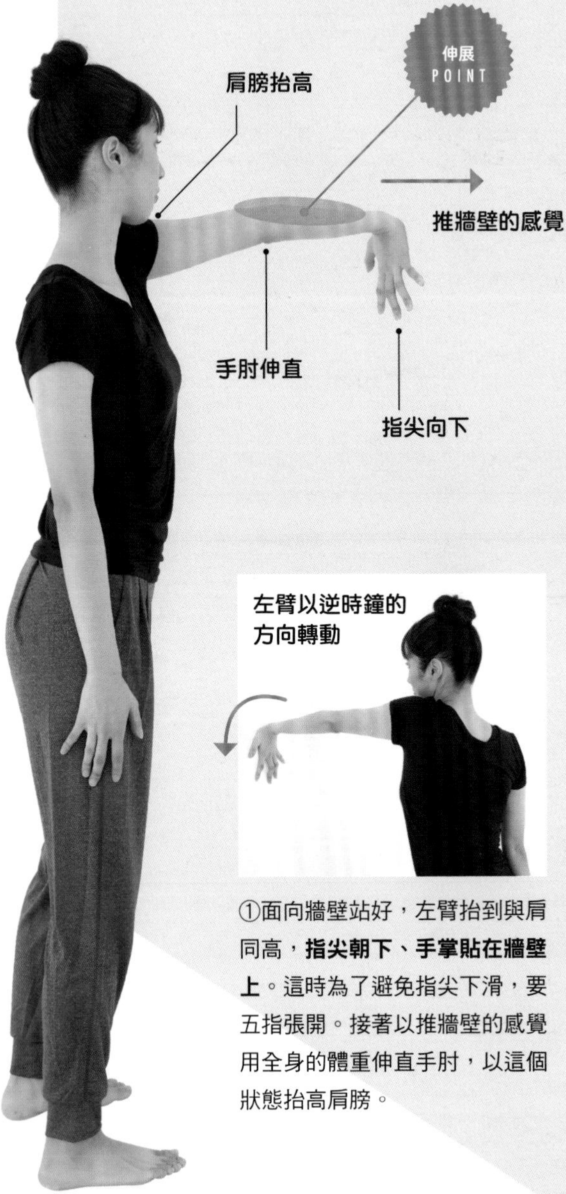

①面向牆壁站好，左臂抬到與肩同高，**指尖朝下、手掌貼在牆壁上**。這時為了避免指尖下滑，要五指張開。接著以推牆壁的感覺用全身的體重伸直手肘，以這個狀態抬高肩膀。

STEP 2

貼牆的手掌固定不動
直接旋轉身體

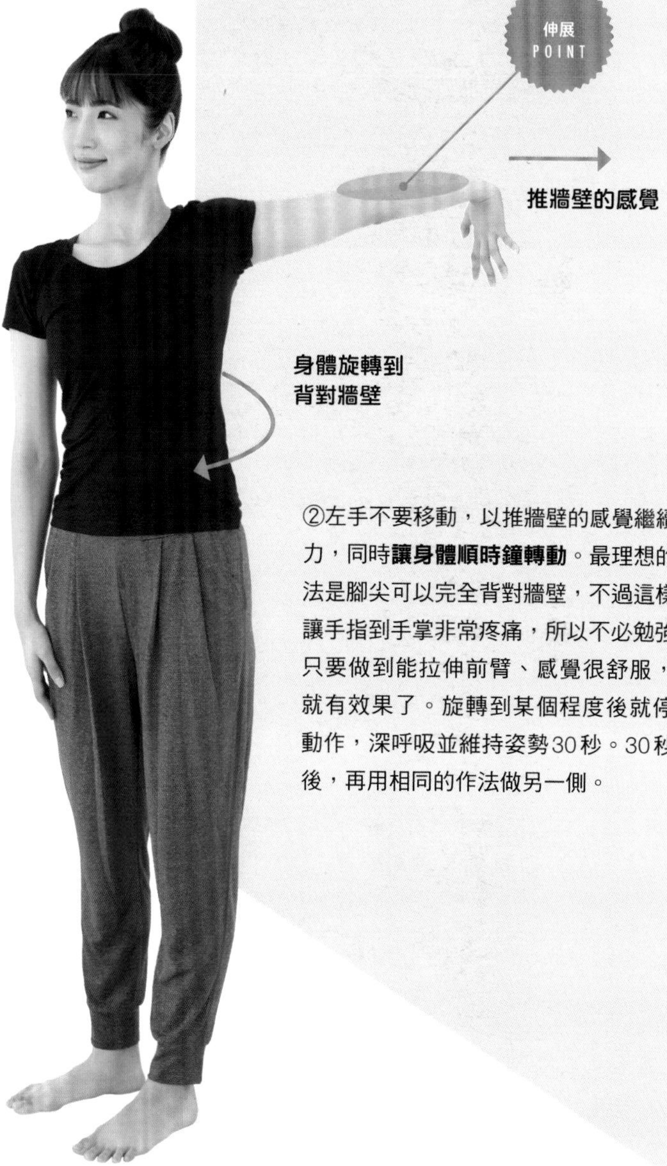

②左手不要移動，以推牆壁的感覺繼續用力，同時**讓身體順時鐘轉動**。最理想的作法是腳尖可以完全背對牆壁，不過這樣會讓手指到手掌非常疼痛，所以不必勉強。只要做到能拉伸前臂、感覺很舒服，那就有效果了。旋轉到某個程度後就停下動作，深呼吸並維持姿勢30秒。30秒過後，再用相同的作法做另一側。

只要放鬆這裡就能消除腰痛！

臀大肌・臀中肌・臀小肌在屁股的位置

這裡要來補充說明前面提到的屁股肌肉臀大肌、臀中肌、臀小肌的位置。

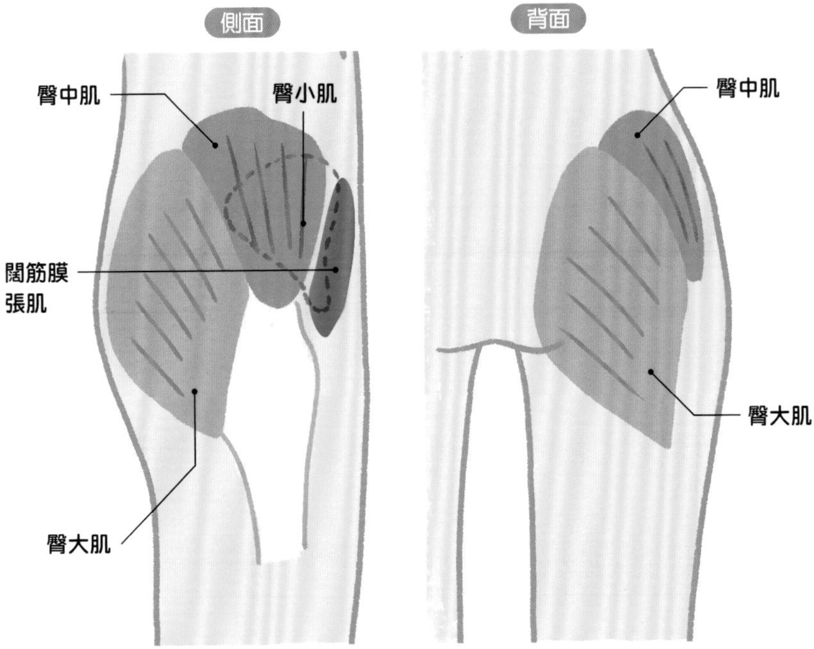

占了屁股大部分的肌肉是臀大肌，它的主要作用是伸展髖關節。第二大的肌肉是臀中肌，位於屁股上方，它的主要作用是使髖關節外旋。而最後是臀小肌，位於臀中肌的內側，主要作用同樣是使髖關節外旋。

第4章

消除膝蓋痛的伸展操

繼腰、肩頸之後，接下來要介紹能消除對生活影響最大的膝蓋痛的伸展操。首先要檢查自己是否處於「膝蓋內旋」（Knee-in）的狀態。腰和肩膀，往往就是膝蓋內旋的前兆。

一動就痛的膝蓋
原來起因於骨盆歪斜

隨著年齡增長，身體各個關節就會出現疼痛。其中對生活影響最大的就是膝蓋痛。因為像是行走、蹲下、起立，人每天都需要屈伸膝蓋來做很多動作。

但是，疼痛的原因並不是只有年齡增長而已。近年來，也有不少年輕族群表示自己膝蓋疼痛，那原因到底出在哪裡呢？

簡單來說，就和肩痠、腰痛一樣，**原因出在骨盆歪斜**。膝蓋疼痛的人不論男女老少，都處於所謂的「膝蓋內旋」狀態，也就是作為身體的中心、同時也是重心所在的骨盆歪斜，導致全身失去平衡，使腿根部延伸到膝蓋的大腿股骨，和膝盤處的膝蓋骨往內扭轉。

膝蓋是像門窗合頁一樣的關節，對彎曲伸直動作的耐力非常強，但是對於扭轉動作的耐力卻特別弱。如果合頁持續承受往內扭轉的負荷，當然螺絲就會逐漸鬆脫、毀壞了。在膝蓋內旋的狀態下，人類也會發生同樣的現象。

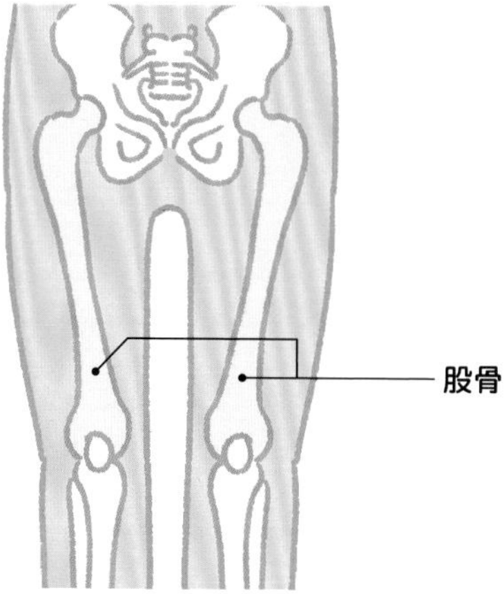

從腿根到膝蓋的
大腿骨頭就是股骨

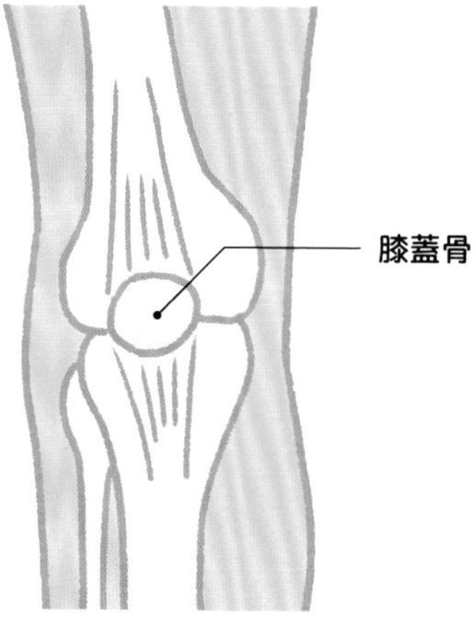

膝盤處的骨頭就是膝蓋骨

在運動選手的常見傷害裡，有一種叫作前十字韌帶斷裂／損傷。前十字韌帶位於膝關節內，作用是穩定膝蓋。它會因為擒抱這類瞬間產生的過大負荷而斷裂、損傷，但是很多人會放著膝蓋內旋不管、繼續做激烈運動，於是在不知不覺中累積不良的影響，最後在某個瞬間突然引發無法行走的劇痛，

另外，令很多女性煩惱的O型腿和X型腿，也是一種膝蓋內旋狀態。腰椎前凸導致臀部向後凸出的人，也就是重心在後方的人，股骨也會向內側扭轉，牽動膝蓋轉向內側，結果造成膝蓋內旋。倘若置之不理，一定會導致膝蓋疼痛。請大家先參照73頁，確認一下自己的膝蓋內旋嚴重到什麼程度吧。

那，該怎麼做才能改善、預防膝蓋疼痛呢？解決方法共有兩個階段。

第一階段，是解決造成膝蓋轉向內側的原因，也就是**矯正骨盆歪斜**。必須先做上一章介紹過的腰部伸展操（50頁～），鬆開僵硬的腰部肌肉，讓往內扭轉的骨盆、髖關節確實立起。實際上我也見過患者只是輕度的膝蓋內旋，單純做做腰部的伸展操就成功消除疼痛了。

然後是第二階段。還有另一個引發膝蓋痛的原因，那就是腳踝。腳踝的動作一旦變得遲鈍，膝蓋就會代為活動，於是漸漸往內扭轉。

那麼，造成腳踝動作不良的原因是什麼呢？就是小腿外側的肌肉，因為這裡過度緊繃僵硬。也就是說，**只要做伸展操放鬆小腿外側的肌肉，腳踝就能恢復原本的動作，膝蓋不需要被迫做出超出負荷的動作，所以不會再往內側扭轉，可以筆直屈伸。**

凡事都有順序，當然伸展操也不例外。可能有人只看了本書的目錄，就直接開始做膝蓋的伸展操。雖然這樣的確也有效果，但若是不先矯正造成膝蓋痛的歪斜骨盆、髖關節的話，膝蓋肯定沒過多久又開始會痛起來。

膝蓋痛的改善和預防

POINT ▸ 01

矯正骨盆歪斜

POINT ▸ 02

**放鬆
小腿外側的肌肉**

請各位依照這裡的指示，先做第一階段的腰部伸展操，接著再做第二階段的膝蓋伸展操。

即便是現在只有腰肩疼痛、膝蓋還沒有痛感的人，也是膝蓋內旋的預備軍。就像我前面所說的，根本的原因只有一個。建議大家還是趁現在開始做伸展操，努力預防吧。

膝蓋檢測
你的膝蓋是否向內旋轉？

膝蓋內旋是指膝蓋往內側扭轉的狀態。膝蓋可以耐屈伸，卻不耐扭轉，所以才會疼痛。

CHECK 1 從站姿往前踏出單腳並彎曲膝蓋檢查膝蓋的角度

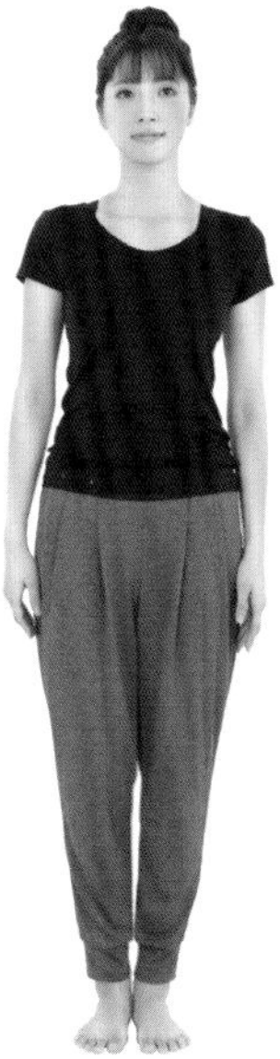

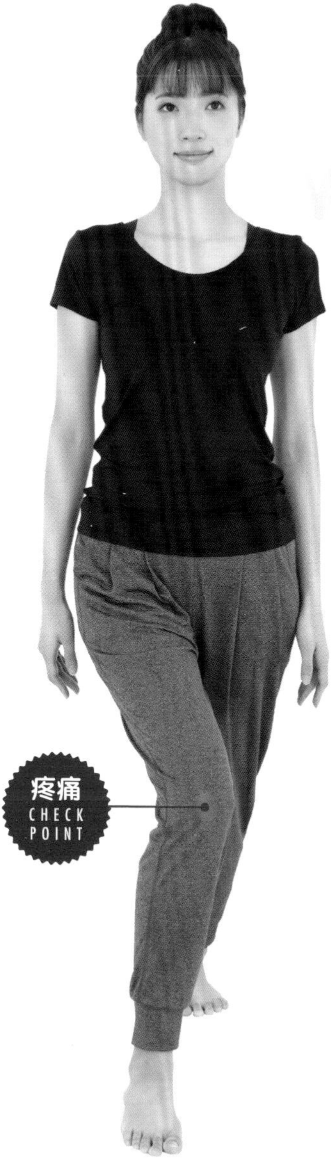

▼膝蓋內旋的狀態

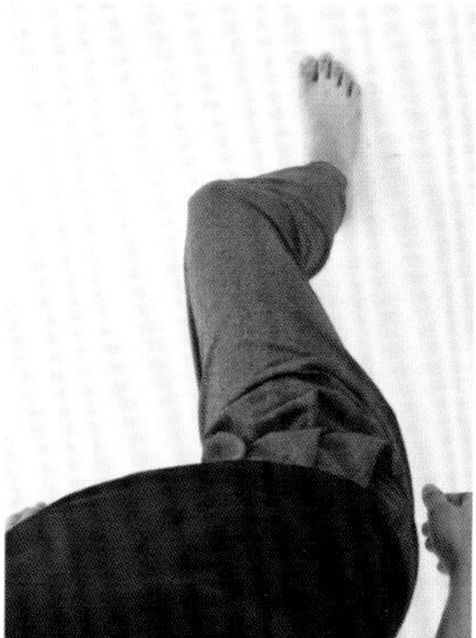

左右分別進行，檢查膝蓋的角度。確認膝蓋痛的一腳是否處於膝蓋內旋的狀態。

▶▶▶ 左右30秒 | 3組

屈伸扭轉伸展操
改善膝蓋疼痛

膝蓋的疼痛可以透過放鬆小腿外側肌肉來改善。先做第三章的腰部伸展操，調整好身體的重心以後再開始做吧。

STEP 1 用良好的站姿 雙手撐住牆壁

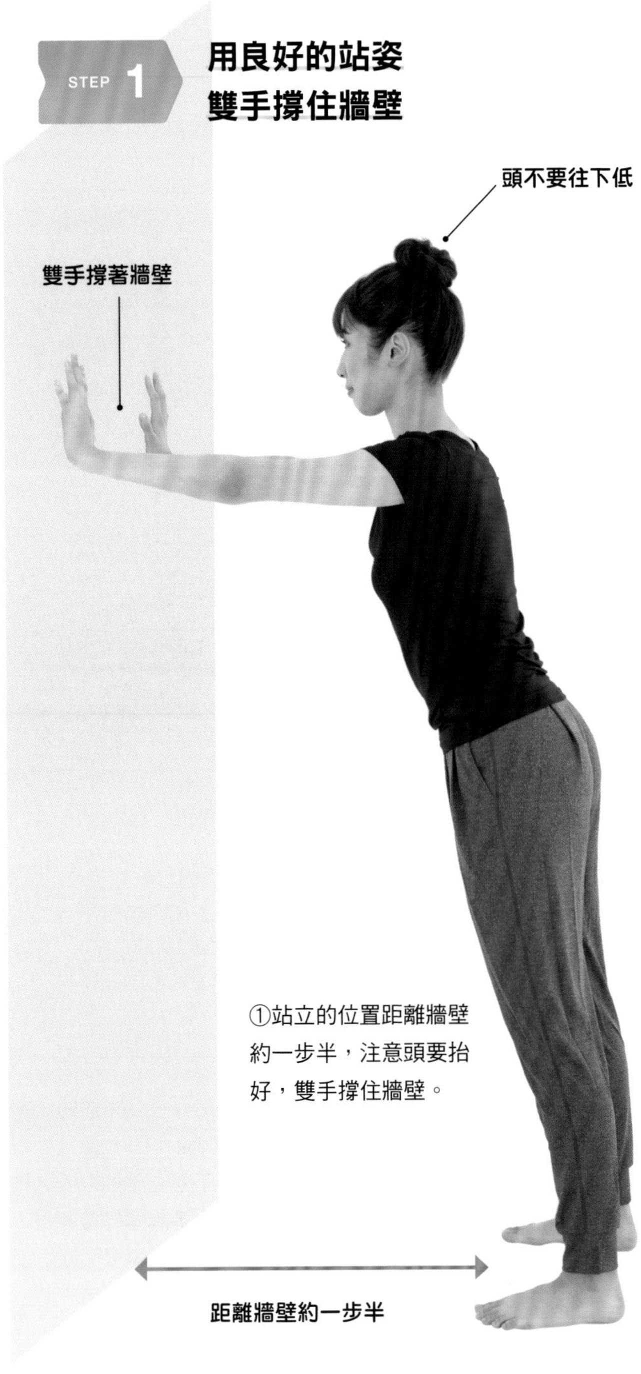
頭不要往下低
雙手撐著牆壁
距離牆壁約一步半

①站立的位置距離牆壁約一步半，注意頭要抬好，雙手撐住牆壁。

STEP 2

雙腳前後打開
身體往前屈

②右腳往前踏，左腳往後踩，**左腳腳尖朝向外側**。這時右腳的膝蓋要打直，注意膝蓋要自然舒適地朝向外側。

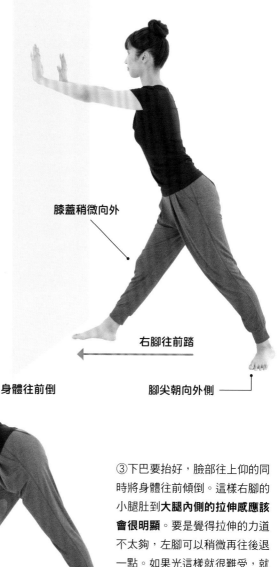

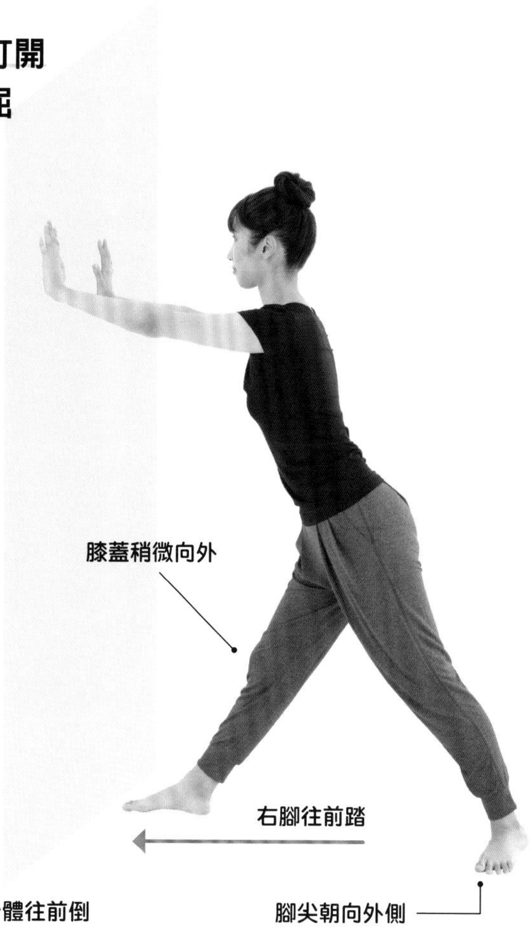

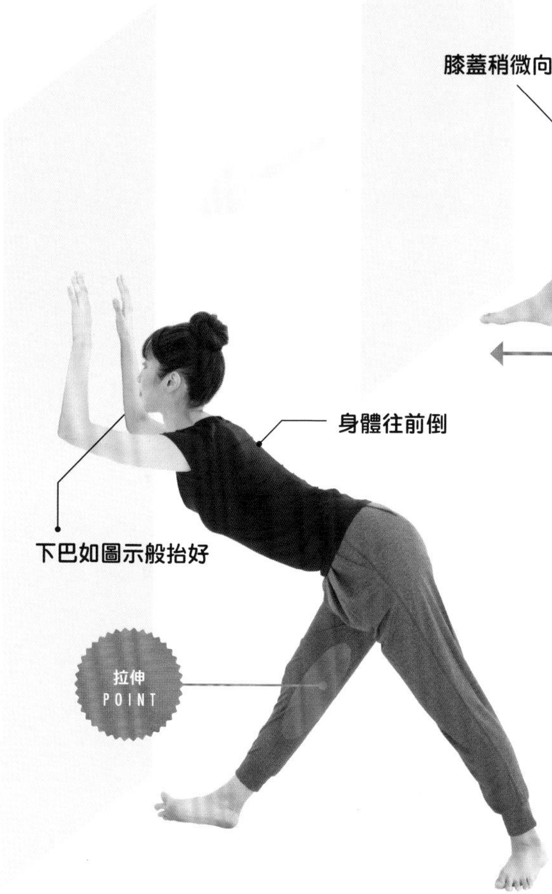

③下巴要抬好，臉部往上仰的同時將身體往前傾倒。這樣右腳的小腿肚到**大腿內側的拉伸感應該會很明顯**。要是覺得拉伸的力道不太夠，左腳可以稍微再往後退一點。如果光這樣就很難受，就直接保持這個狀態30秒。另一側的作法也相同。

STEP 3

再加上扭轉身體 拉伸效果更加倍！

能順利做出前面動作的人，可以從③的狀態將屁股往右移，讓右膝蓋朝外側扭轉到最大限度（右腳底的內側稍微抬離地面的程度）。接著將雙手移向圖中的位置，身體朝左側扭轉。

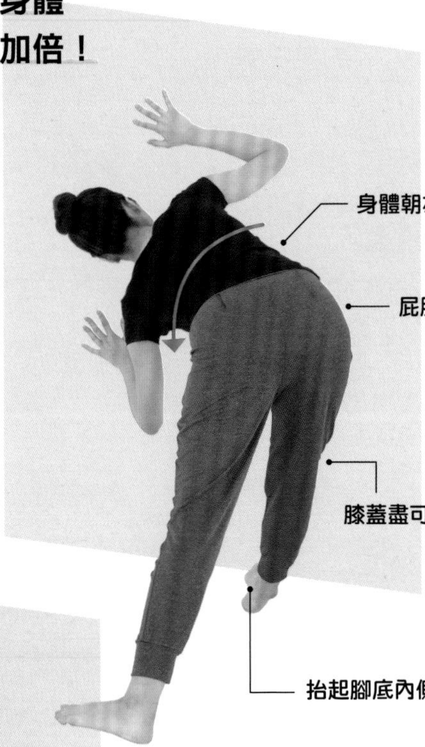

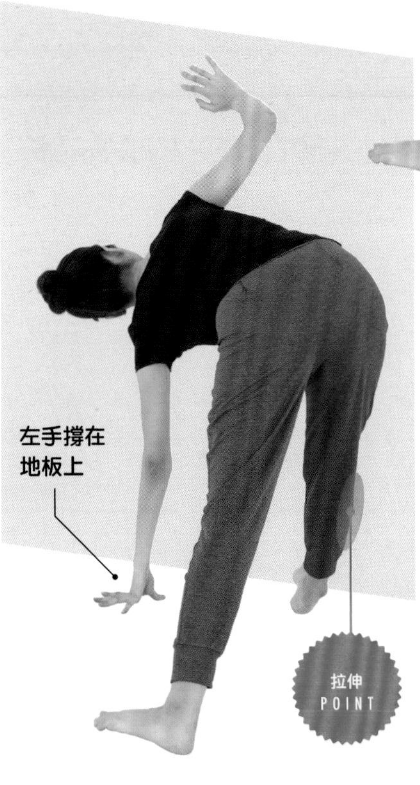

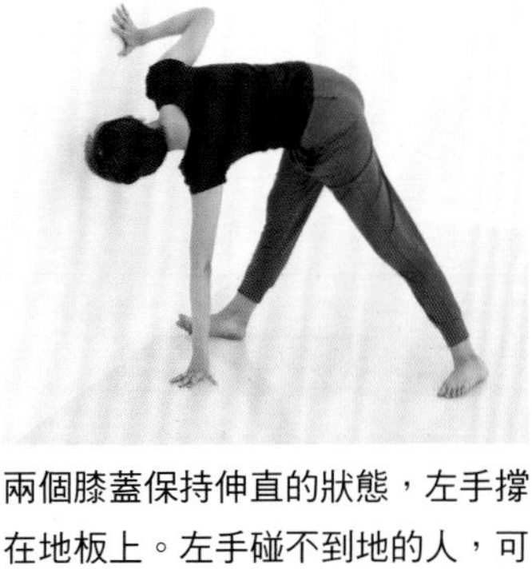

兩個膝蓋保持伸直的狀態，左手撐在地板上。左手碰不到地的人，可以放個平台輔助。用這個狀態維持30秒。另一側的作法也相同。

第5章

學會正確的姿勢

肩頸、腰和膝蓋這些部位疼痛的原因，簡單來說就是「因為姿勢不良」。這一章要來幫助大家了解正確的姿勢，並介紹矯正的方法。只要擺出正確的姿勢，就再也不必為腰痛煩惱了！

什麼是正確的姿勢？腰椎前凸是不良姿勢!?

到目前為止，就如同我在各個重點所提到的，**肩頸、腰部和膝蓋這些部位的疼痛，原因都出在扭曲的骨盆和髖關節**。簡單用一句話解釋，就是**「因為姿勢不良」**。

既然如此，那麼改善方法很簡單，只要矯正姿勢就好了，話是這麼說，但事情並沒有這麼單純。因為不良的姿勢是長年習慣造成的後果，已經徹底融入生活中了。連我們這些專業人士，也都認為要改善不良姿勢，就像是要右撇子的人變成左撇子一樣困難。

而且，不少人都誤解了正確的姿勢。女性常見的「腰椎前凸」就是個好例子。

屁股稍微翹一點，腰部才會呈現優美的弧形。這乍看之下或許很美，但卻是骨盆往前傾倒、屁股凸出導致重心後移的狀態。這不只會引發腰痛和肩膀痠痛，還有皮膚粗糙、便祕、內臟疾病等等，是一種會對身體造成各種負面影響的不良姿勢。

還有一個不良的例子，就是與腰椎前凸的相反「搖擺背」。人到了中年以後，就很難保持腰背挺直的姿勢，會逐漸習慣駝背的狀態，因此會藉由彎曲膝蓋來掩飾、試圖讓上半身直立，這就是搖擺背。

腰椎前凸、搖擺背的共通點就是臀部向後凸、身體重心偏移到後方。如果要改善姿勢，就必須讓往後移的身體重心回到中心。腰部本來就應該要有點向前的弧度才行。

那麼，什麼樣的姿勢才叫作正確的姿勢呢？我就舉將不良姿勢改善成優良姿勢的範例來具體說明吧。請大家一定要在腦海中想像姿勢的狀態並讀下去。

雙腳要將朝向內側的腳尖分別往左右外側打開，兩腳跟靠在一起。腰部的話，要用稍微壓出恥骨的感覺，將往後凸出的屁股向前收。如此一來，腹部和臀部就會

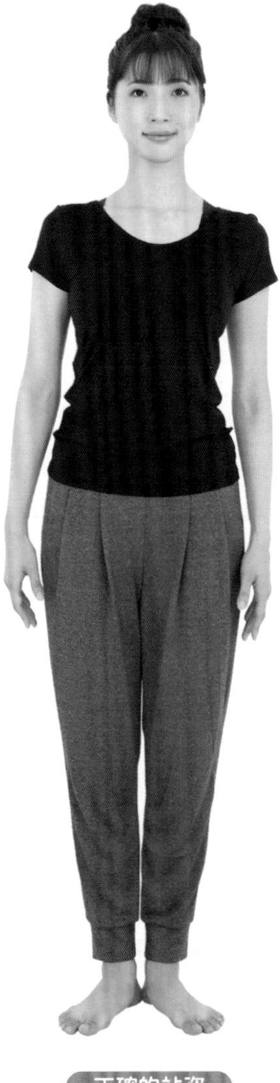

正確的站姿

自然用力，這就是骨盆正確立起的狀態。

這時試著轉動手腕，讓雙手的手掌朝外。這樣肩胛骨就會下降，往前內縮的胸膛便跟著敞開，同時用被人拉提著頭的感覺挺直背部，原本往前垂的頭就會立刻抬起，整個人就能筆直站好了。換句話說，感覺就像是構成上半身的軸心棒，平衡地立在構成下半身的軸心棒上面的感覺吧。

百聞不如一見，比起閱讀文字，實際體驗應該更能理解這個姿勢。下一頁會介紹不良姿勢的典型範例，以及恢復正確姿勢的調整方法。讓各位的身體都能牢牢記住正確的站姿、正確的坐姿，和正確的行走姿勢。

如果想要恢復正確的姿勢、從負數的狀態歸零，千萬不能忘記**①做腰部伸展操讓骨盆確實立起（50頁～）；②放鬆胸部、腋下、前臂的肌肉，保養肩胛骨恢復原有的動作（58頁～）；以及③做腿部伸展操改善膝蓋朝內的「膝蓋內旋」狀態（74頁～）**這一系列的伸展操。放鬆外層肌肉後再拉伸深層肌肉，身體狀態就能從負數歸零、再從零開始轉正了。

即使短期間內做伸展操紓緩了疼痛，要是又回到原本不良的姿勢，疼痛就會復發。希望大家都能努力注重正確的姿勢、養成做伸展操的習慣，學會在無意識中也能保持正確的姿勢。

你的姿勢沒問題嗎？從身體構造認識正確的姿勢

正確姿勢的重點有上半身和下半身之分。首先就從了解重點開始吧。

不良姿勢 駝背、內八都是不良姿勢的典型範例

首先來看上半身的不良範例。手臂往內側扭轉、手背朝向身體時，胸膛就會自然內縮，形成駝背。人在普通生活中都會嚴重操勞前臂，如果平常不保養，就會造成駝背。

駝背和內八會導致無法深呼吸、屈伸身體、挺起胸膛，腰也會不由自主地弓起、引發疼痛。

上半身不可駝背

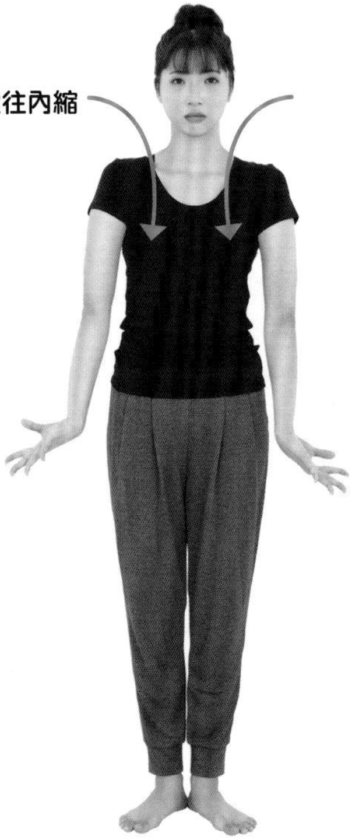

胸膛往內縮

下半身不可內八

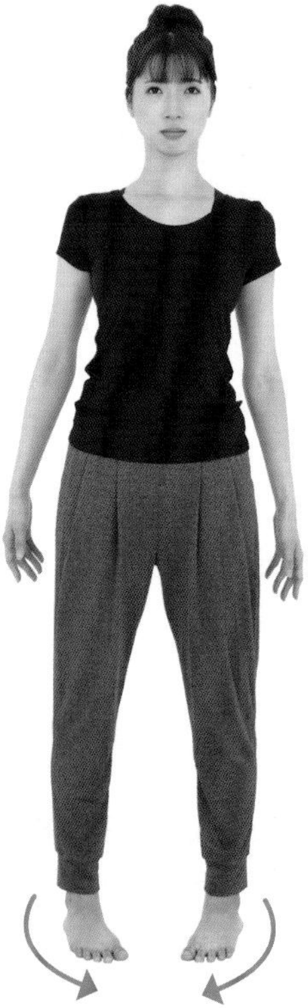

雙腳腳尖朝向內側

下半身的不良範例就是雙腿呈內八、腳尖朝向中間的姿勢。這個狀態會讓屁股向後凸，導致腰椎前凸，骨盆會鎖住無法活動，於是無法擺出正確的姿勢，變成想要挺直背部、卻變成腰椎前凸。

正確姿勢

腳尖朝外 胸膛敞開

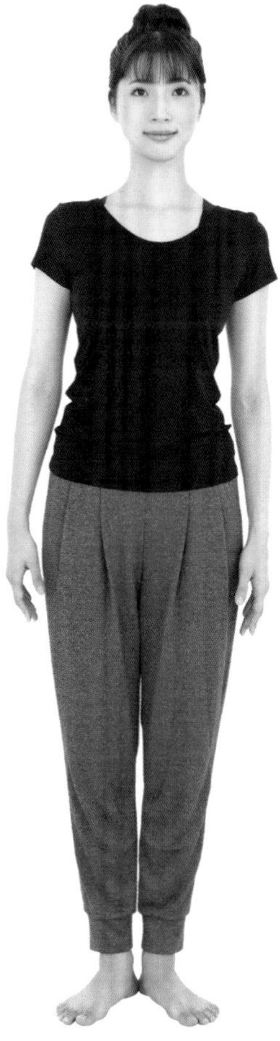

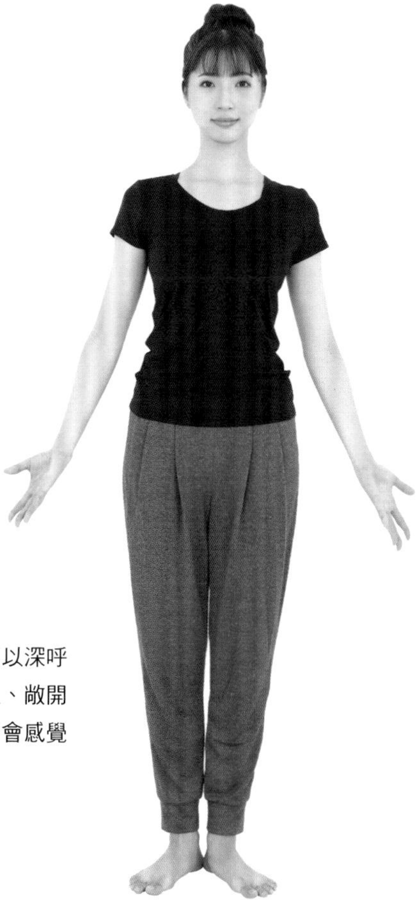

正確的姿勢可以深呼吸、屈伸身體、敞開胸膛，腰並不會感覺到疼痛。

上半身的正確姿勢

上半身正確姿勢的重點，就是**敞開胸膛**。請各位試著將雙手的手掌向外打開、挺直背肌，應該會覺得背部可以輕鬆伸直。

下半身的正確姿勢

下半身正確姿勢的重點，就是**雙腳的腳尖朝外**。和內八的狀態不同，臀部會夾緊、骨盆立起，可以剛好撐住腰，整個人都能站得直挺。

以踮腳尖的感覺來掌握正確的站姿

如果背肌一挺直就很難維持姿勢，那就是姿勢不良的證明。只要踮起腳尖，就能靠感覺掌握正確的姿勢。

CHECK 1 腰椎前凸的人無法踮腳尖？

①如果以屁股稍微往後退的腰椎前凸狀態踮腳尖的話……

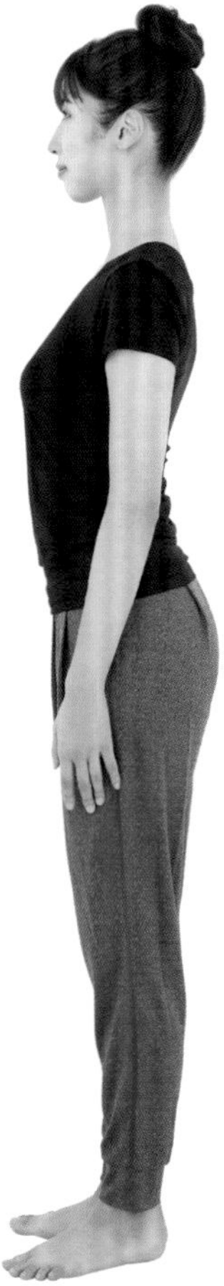

用腰椎前凸的姿勢踮腳尖的話……

失去平衡

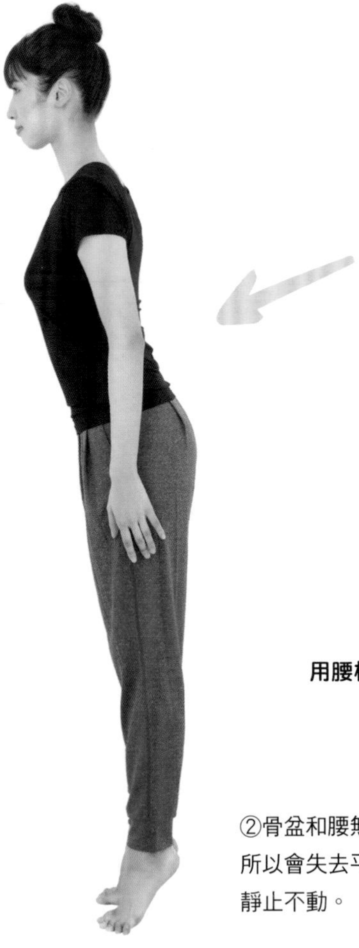

②骨盆和腰無法順利搭配運作，所以會失去平衡，無法保持身體靜止不動。

CHECK 2 如果是正確的姿勢，即使踮起腳尖也不會搖搖晃晃，可以穩定靜止

①用左右腳跟相貼、腳尖向外打開的狀態站好，屁股夾緊，就能矯正腰椎前凸的姿勢。在這個狀態下，用身體被往上拉提的感覺踮起腳尖，應該就能保持平衡、穩定靜止不動。

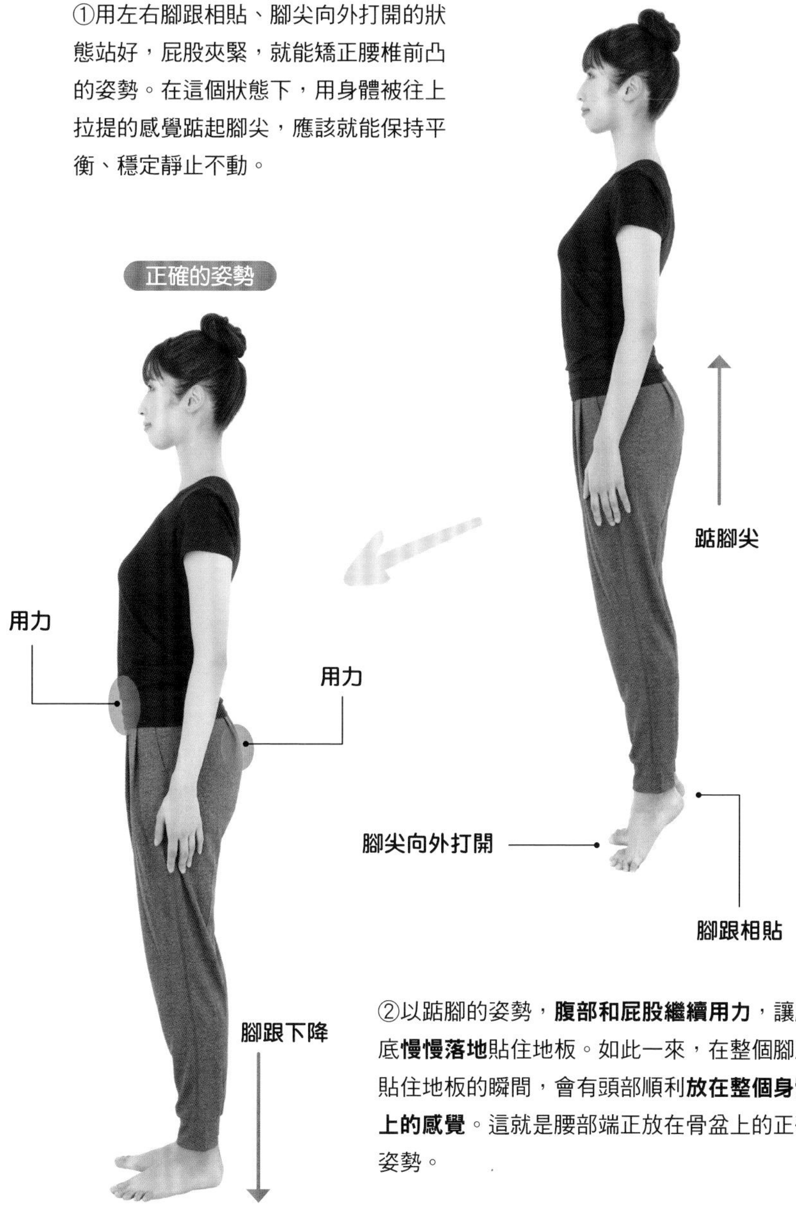

②以踮腳的姿勢，**腹部和屁股繼續用力**，讓腳底**慢慢落地**貼住地板。如此一來，在整個腳底貼住地板的瞬間，會有頭部順利**放在整個身體上的感覺**。這就是腰部端正放在骨盆上的正確姿勢。

你的坐姿沒問題嗎？
了解正確的坐法

應該有很多人長時間在辦公桌前工作，不知不覺就變成駝背了。現在就來學習正確的坐姿吧。

正確的坐姿

椅子坐滿，在腰到背部的空隙裡放入靠枕

①首先，將椅子的高度調整到雙腳可以完全貼地，並且將椅座**整個坐滿**。

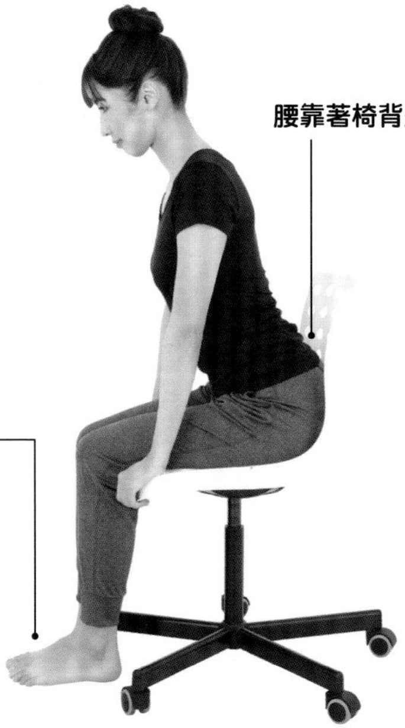

正確的姿勢

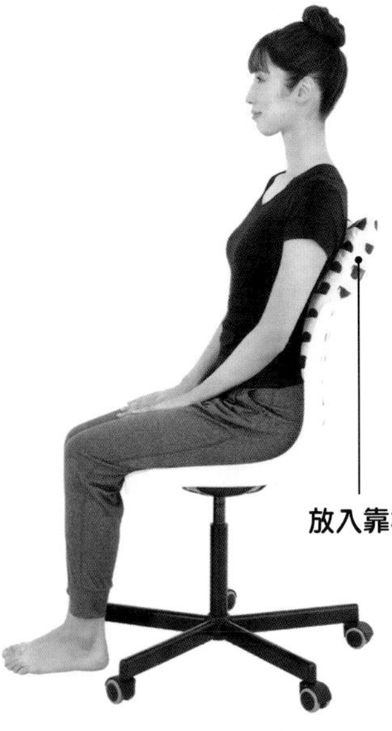

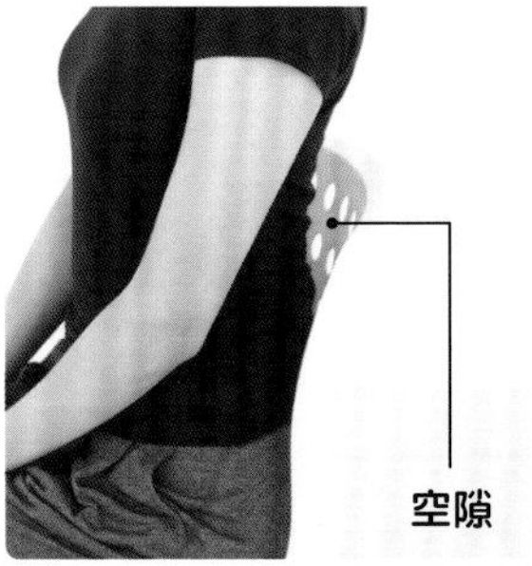

②背肌挺直後，椅背和背部之間會出現空隙，所以要用靠枕或折起來的厚毛巾墊著坐。這個狀態就是骨盆立起的正確坐姿。

不良的坐姿

椅子坐得太淺就會變成駝背！

①很多人一聽到要端正坐好，都是坐在椅子前端並挺直背肌……

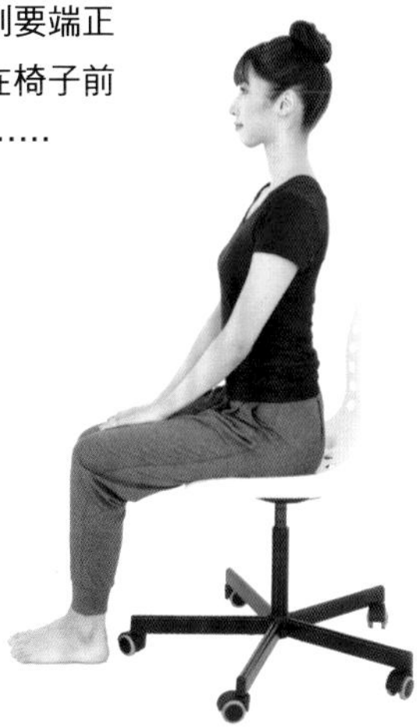

②下巴隨著久坐的疲累而往前伸，變成肩膀往前掉的**駝背姿勢**。

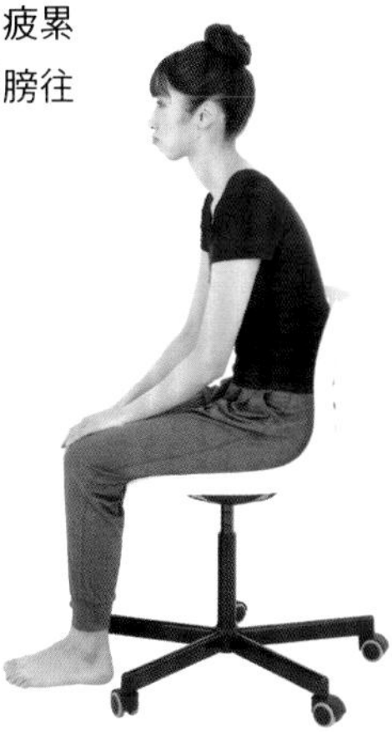

③**翹著二郎腿，會變成骨盆往後傾倒的狀態，**代表坐姿不正確。

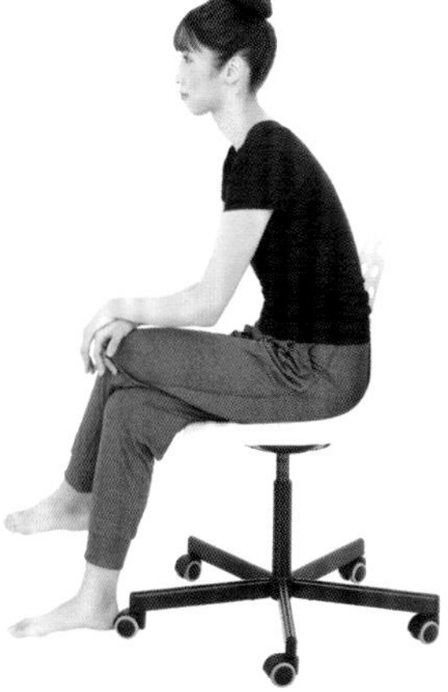

正確的姿勢

用正確的姿勢坐好，腳就翹不起來了。

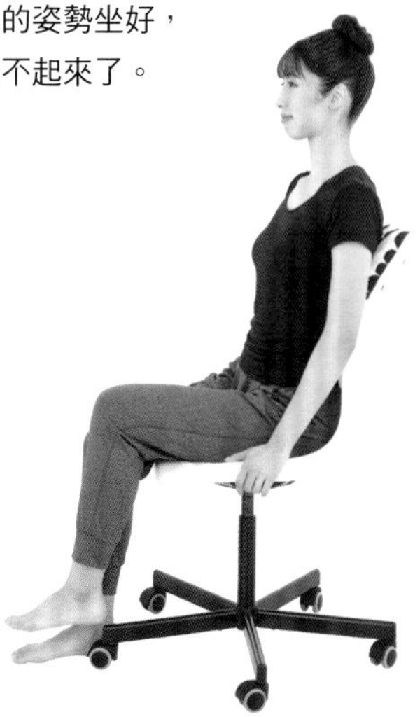

Walking

從正確的站姿到正確的行走姿勢

行走方式不良，不僅會顯得儀態不佳，也會造成腰痛。來學會以端正的站姿為基礎的正確行走姿勢吧。

STEP 1 正確行走訓練法 用自己的手輔助骶骨

①手繞到背後，手掌壓住骶骨。骶骨就是連接脊椎和骨盆這一帶的骨頭。靠自己按壓這個部分，重心就不會往後移，也能防止頭部向前凸。

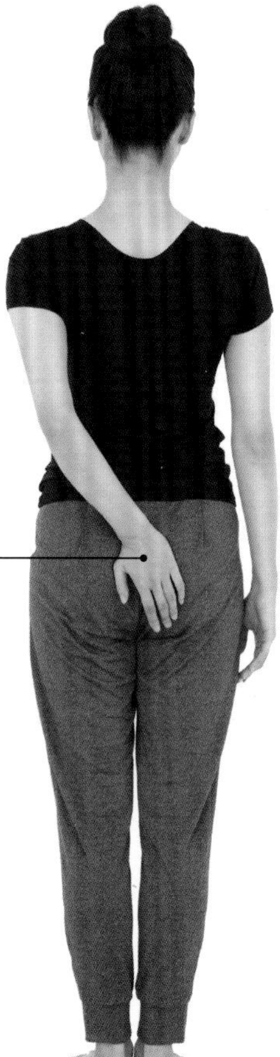

用手壓住這個部分（骶骨）

雙手在腹部前方捧著裝水的保特瓶

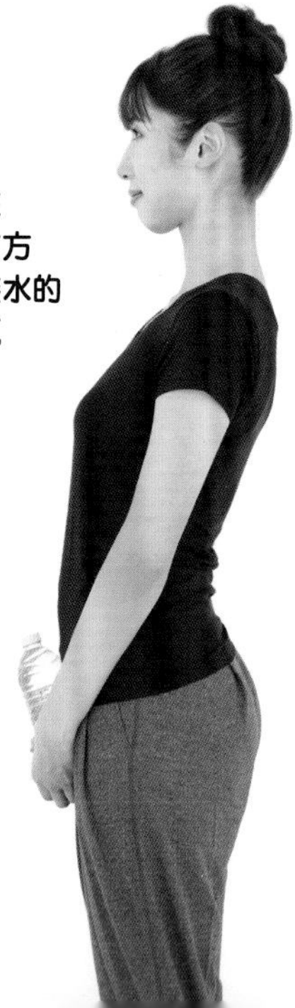

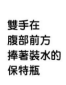

如果無法想像怎麼從腰部開始往前走，可以用雙手在腹部前捧著一罐有點重量的保特瓶，用恥骨支撐著它往前走看看。只要恥骨往前挺，屁股就會自然夾緊，有助於掌握到從腰開始往前走的感覺。

STEP 2

行走時要隨時注意重心 將正確的行走姿勢養成習慣

④習慣以後，再放下雙手行走。剛開始可能會有頭部往後仰的感覺，但這才是正確的行走姿勢。

③可以用恥骨支撐保特瓶的方式來代替壓住骶骨，試著往前走。

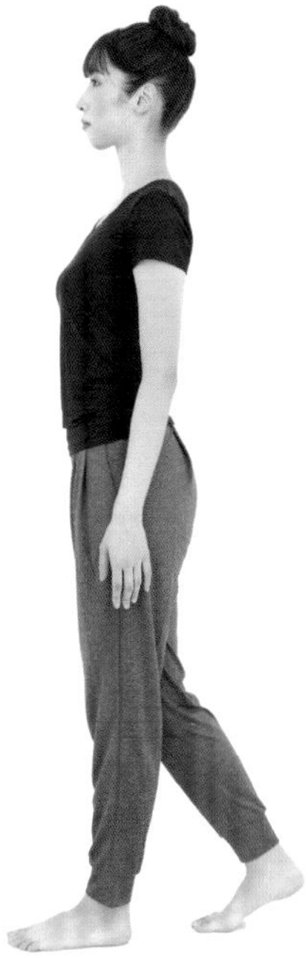

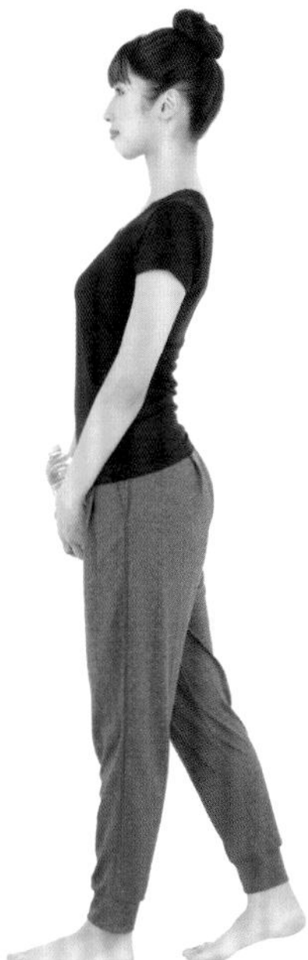

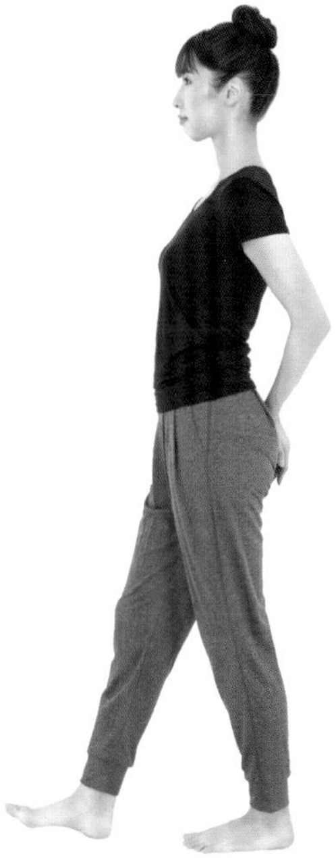

②壓著骶骨往前走看看。走路時的感覺，並不是頭或腳先往前，而是要用**腰部先往前進的感覺**。

不能處於頭往前伸、屁股往後移的狀態。這樣不僅容易累，也會造成腰痛。

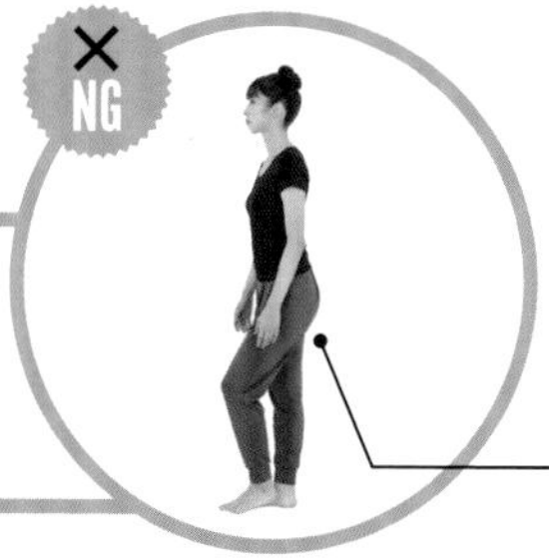

三十秒空氣跳繩&原地踏步
在家就能做的體幹鍛鍊

空氣跳繩&原地踏步，是能鍛鍊維持重心必備的深層肌肉的體幹訓練方法。

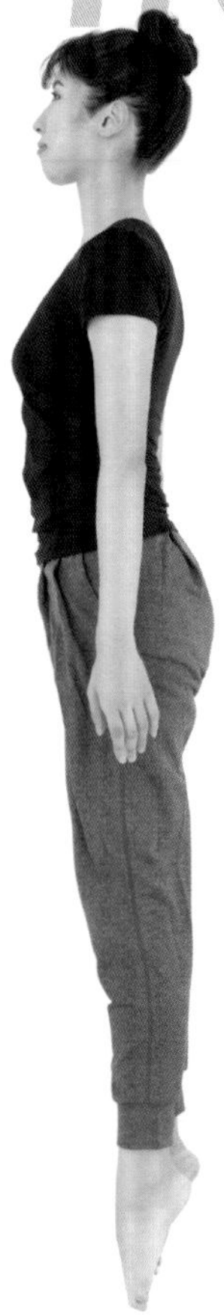

空氣跳繩

腹部和屁股用力，集中注意力原地做30秒空氣跳繩。只要跳躍的位置沒有偏移，就代表重心穩定了。

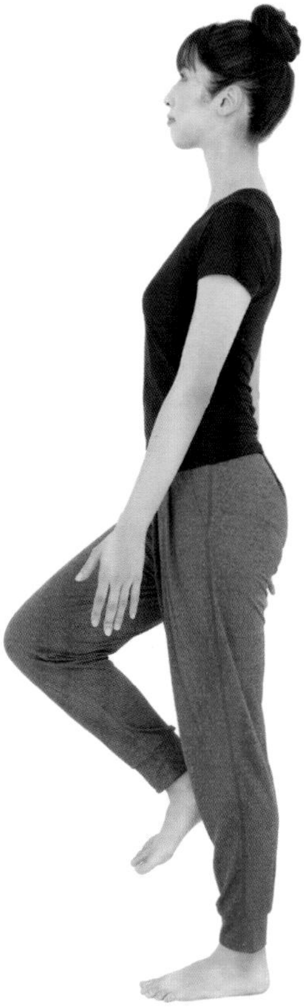

原地踏步

同樣腹部和屁股用力、集中注意力，原地踏步30秒。這樣身體就會建立核心了。

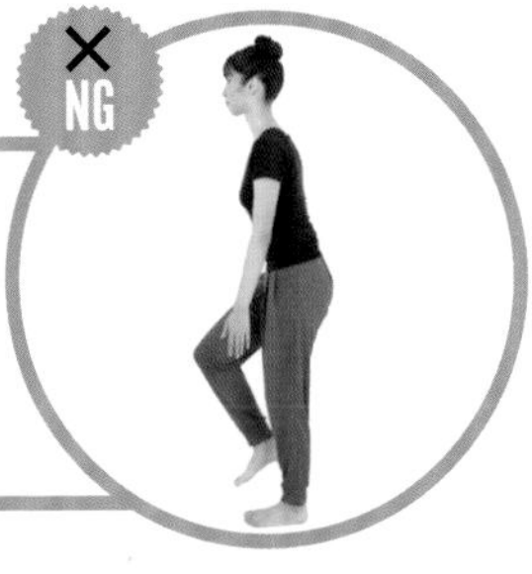

如果以頭向前伸、屁股向後凸出的狀態踏步，身體就不會建立核心，會在踏步的過程中逐漸偏移原位。

Exercise

保持良好姿勢的運動

這是能有效鍛鍊深層肌肉的運動。不只能夠改善O型腿，也能鍛鍊將重心保持在正確位置的肌肉。

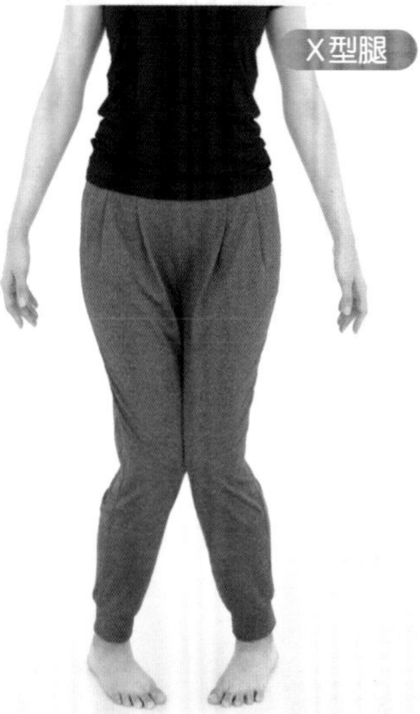

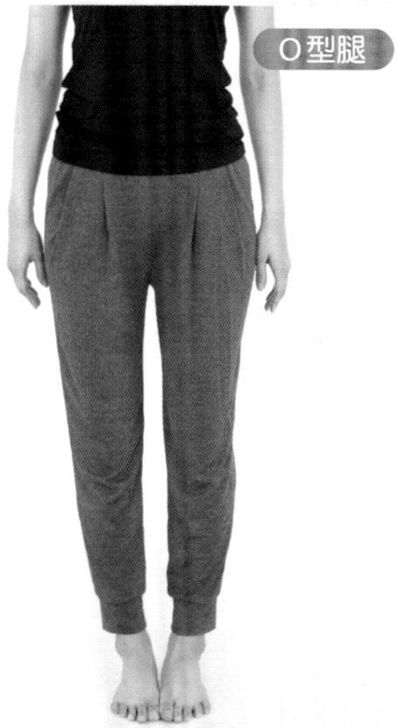

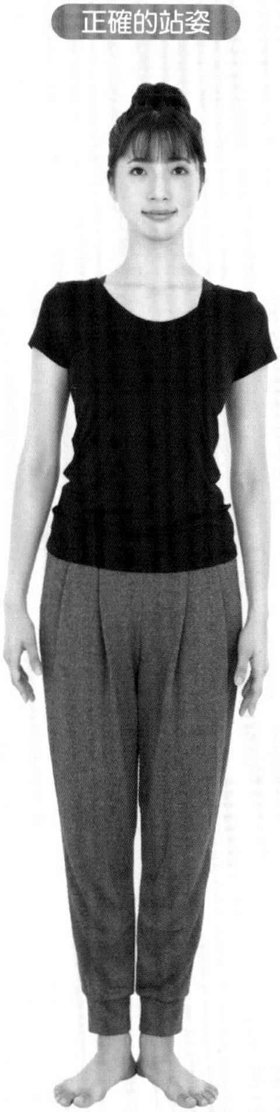

改善O型腿，要用能讓骨盆的重心回到前方、打開雙腳腳尖的端正站姿。改善X型腿，還要再加上膝蓋的伸展操（74頁～）。

▶▶▶ 10秒 | 3 組

STEP 1 左右腳的腳尖朝外 腳跟相疊來拉伸雙腿

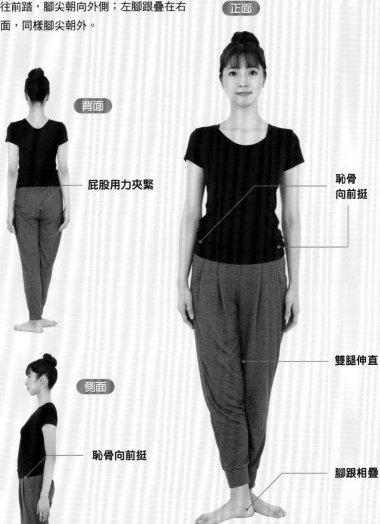

①右腳往前踏，腳尖朝向外側；左腳跟疊在右腳跟後面，同樣腳尖朝外。

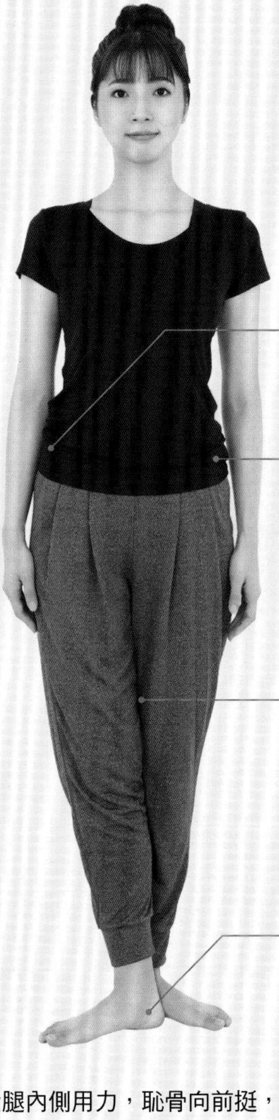

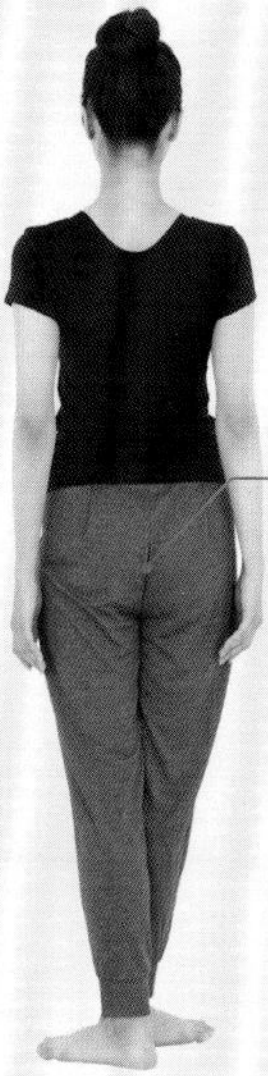

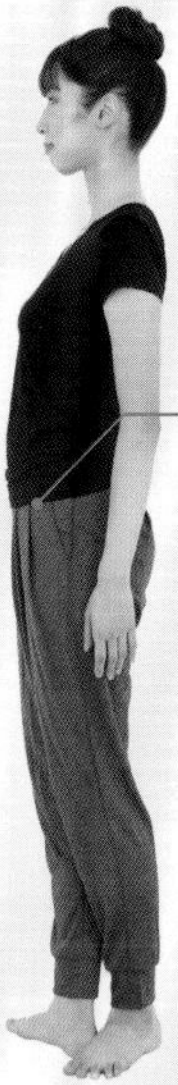

②大腿內側用力，恥骨向前挺，同時夾起屁股、縮緊肛門，維持10秒鐘。

STEP 2

彎膝屈伸運動

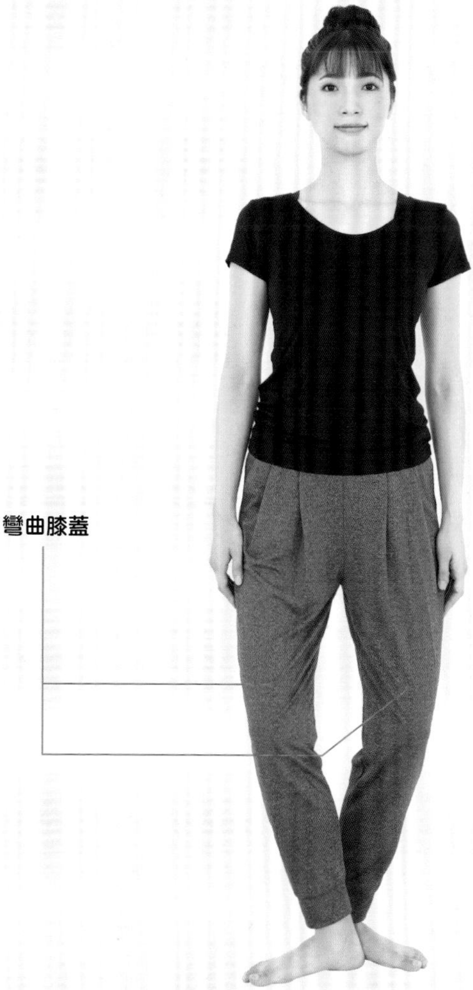

③10秒後，再將膝蓋彎起來。②③為1組動作，總共做3組。剛開始做可能會有點重心不穩，可以扶著柱子輔助。

透過肩胛骨運動
塑造理想的身體曲線

只要矯正肩胛骨的位置，就可以提胸、拉提背部、縮腰、提臀。

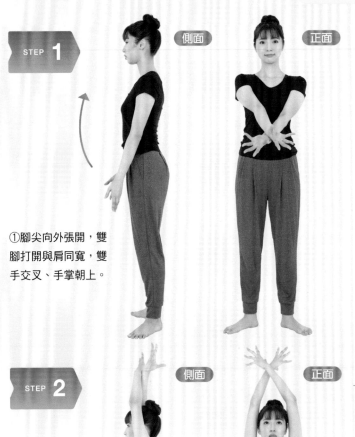

STEP 1

側面

正面

①腳尖向外張開，雙腳打開與肩同寬，雙手交叉、手掌朝上。

STEP 2

側面

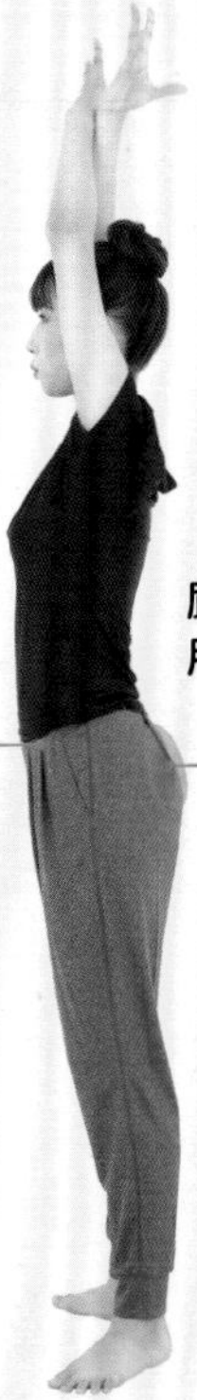

正面

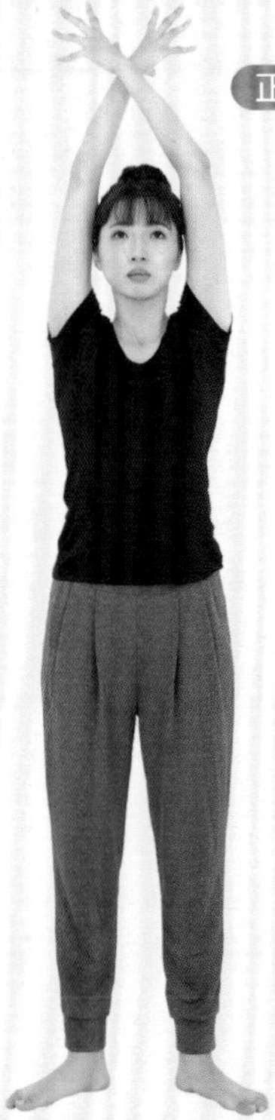

②從鼻子吸氣同時抬起雙手，抬到手掌朝後的狀態，屁股用力夾緊、恥骨一口氣往前挺。

STEP 3

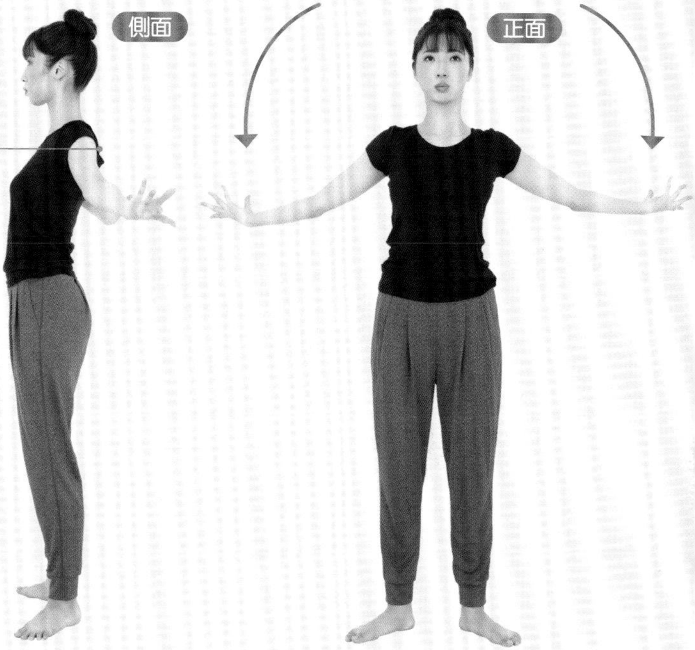

③吐氣的同時慢慢將雙手往左右兩邊張開。這時要盡可能將肩胛骨靠向內側，並注意讓它咯咯轉動。

STEP 4

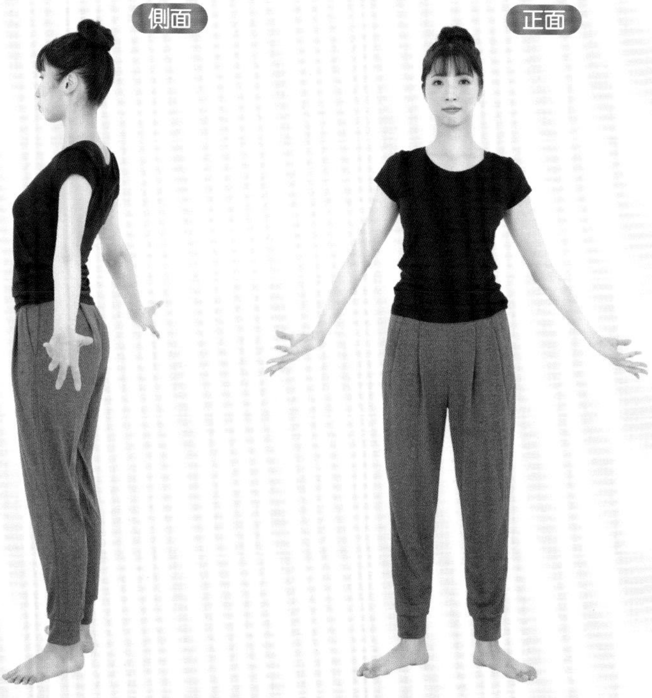

④放下雙手後再次繞到前方交叉，同樣的動作總共做5組。

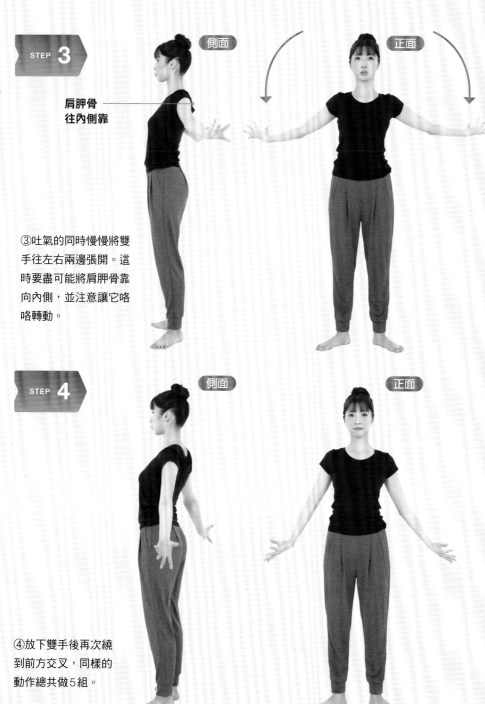

捲耳伸展操
消除視力疲乏和頭痛

長時間盯著電腦或手機，覺得眼睛痠、頭痛的話，就用捲耳按摩來徹底解決吧。

TRY

用拇指和食指捏住左右耳 像是往內捲一樣拉伸

①用拇指和食指捏住耳朵，像是要朝外側拉開一樣拉伸。

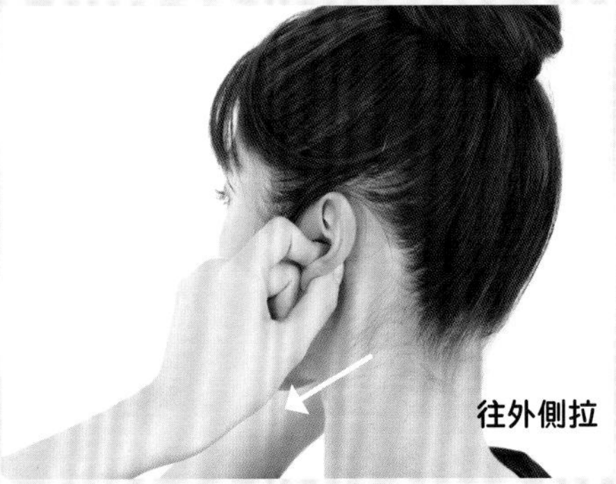

②耳朵內的**食指往後壓**，並且用拇指將耳朵邊緣拉到前方，捏成往內捲的形狀。

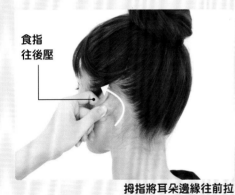

拇指將耳朵邊緣往前拉

③感覺到耳朵內側伸展開來後，深呼吸並維持動作大約30秒。視力疲乏和頭痛都會對雙眼造成影響，所以閉著眼做會更有效。

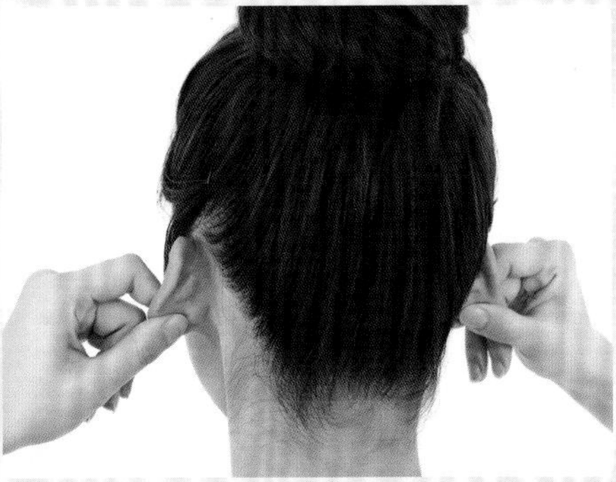

第6章

施術體驗者的心得

前面提過，我目前已經診治過5萬名患者，負責治療的大多數都是慢性腰痛人士。這裡就來介紹幾個我曾經施術過的患者心得。只要做本書介紹的KAZU式伸展操，肯定能夠得到類似的成果。

※以下內容僅為個人感想，並不保證效果和成功。

心得1

師傅總是很細心地告訴我腰痛的原因究竟出在哪裡

患者A（埼玉市）

自從十五年前，我左側的腰開始劇烈疼痛後，我就一直有慢性腰痛的煩惱。為此我看過骨外科和整骨所，去了很多地方、做了電療和推拿，自己也會在生活中注意不要讓腰承受負擔，可是卻一點效果也沒有。剛施完術時感覺是舒服多了，但沒多久腰痛又會復發。

後來我接受KAZU師傅的施術，詳細告訴他我過去的經驗，他真的很細心地告訴我腰痛的原因到底在哪裡。他的施術方式也跟我經歷過的完全不同，不是針對疼痛的地方，而是針對疼痛的原因施術，也馬上就感覺到效果，我第一次有這種體驗，實在很吃驚。

現在我已經不痛了，會繼續靠自己做伸展操保養下去。

心得2

接受師傅施術後，讓我困擾的疼痛消失了，從此可以順利行走

患者M（北海道）

我原本就有腰痛、肩頸痠痛的老毛病，都沒有徹底解決，日子就這麼過下來了。最近又感覺到髖關節特別痛，每次走路都像是被塞住還是夾住一樣，痛到甚至害我不想出門了。我的動作比八十多歲的老人還要遲緩，很擔心自己是不是就要這樣一直到老。

我每個月會去做兩次我家附近的溫泉設施提供的整脊治療和整體，勉強還能紓緩一下，但是就算貼貼布也毫無效果。我還試著用了瑜伽按摩滾筒，結果反而惡化了。師傅幫我施術時，身體會變得很輕，脖子和腰也都可以轉動了，但是才過一個禮拜又會開始難受起來——就這樣一直無限反覆下去。

我看到KAZU師傅的影片後找他諮詢了一下，才發現我以前做整體時，雖然

都會談到自己的工作內容，但師傅從來沒問過我哪些部位的動作會引發疼痛、哪些部位不痛。然而，ＫＡＺＵ師傅卻非常仔細地問診，用很輕鬆的氣氛引導我說出一些連我都覺得應該跟症狀毫無關係的事，實在是很感恩。他的施術也能立即見效，讓我非常安心。

ＫＡＺＵ師傅清楚告訴我身體的狀態，並建議我怎麼從根本改善、教我伸展操等自我保養的方法，還指導了姿勢。現在我只要按摩疼痛的地方就能紓解了，跟以前完全不一樣。

我曾經悶悶地煩惱過這些疼痛根本不會好——難道要就這樣變老嗎？沒有其他辦法了嗎？只能假裝沒有這些問題繼續生活嗎？但是接受師傅的施術以後，疼痛解決了，我可以順利行走了。我又燃起希望，心想幸好我沒有放棄！託他的福，我已經好幾年沒有像這樣毫無疼痛、普通地走在路上了……真的是非常感激。

我回到北海道後，也會繼續做師傅教我的技巧，靠自己努力預防疼痛復發。

心得3

接受過各式各樣的治療，我相信這會是最後的終點了

患者A（大分縣）

我自七年前閃到腰以後，就長年為腰痛煩惱。最近除了腰，連髖關節、膝蓋、肩膀都痛了起來，對工作和日常生活造成障礙，所以只好去看醫生，還上針灸院、做溫熱療法。醫院查不出疼痛的確切原因，只開了貼布和藥給我。做針灸和溫熱療法的當下感覺似乎好了點，但也只是暫時紓緩而已。

我以前都會伸展、敲打疼痛的部位，但KAZU師傅告訴我疼痛的部位不一定就是原因，我才終於明白為何治療沒有用了。他解釋了身體的構造和肌肉的連結，同時告訴我疼痛的原因，講得非常淺顯易懂，讓我可以十分放心接受他的施術。

我在這裡體驗了過去在骨外科、其他整體院和治療所從來沒有體驗過的細膩流程。師傅一一仔細診察我疼痛的部位，細心地解說。最後我才了解所有的疼痛都有

關聯，心裡也豁然開朗了。施術的部位也不在疼痛的地方，而是針對疼痛的原因施術。師傅不僅幫我消除了腰痛，還教我今後避免疼痛復發的伸展操、身體的活動方法，連生活指導都做得非常扎實。

我以前接受過各種治療，相信這會是最後一次了。建議各位疼痛不能只求當下紓解，最好還是從根本解決。

心得4

我的腰痛、坐骨神經痛都好了，再也不必為動手術提心吊膽

患者K（町田市）

我從八年前就有腰痛、坐骨神經痛，髖關節感覺也有異樣。最近，我的髖關節痛益發嚴重，連走路都很困難。由於我在托兒所工作，經常需要蹲下，疼痛造成了生活障礙，所以就去看骨外科、接骨所，用自己的方式做腹肌運動，還鍛鍊身體。

醫院雖然開了貼布和止痛藥給我，但也只是短期有效，等藥用完以後，疼痛又會復發。接骨所告訴我「要鍛鍊腹肌」，所以我練了一陣子，但疼痛一點也沒有改善。最後我去看醫生時，醫生告訴我「只能開刀了」，然而我還是想找找看有沒有其他辦法，最後是朋友介紹了KAZU師傅給我。

第一天我去看診時，師傅扎扎實實花了一個小時的時間問診和檢查，我很高興他願意調查我的身體平衡度和疼痛的原因。我第一次有這種看診經驗。他非常仔細地告訴我怎麼消除疼痛、怎麼改善身體。多虧師傅的幫忙，我已經不痛了，也沒有開刀的必要了。

KAZU師傅和以前去過的骨外科和接骨所的差別，在於他真的把我的身體狀況講解得簡單好懂。而且他還扎實地教我保養自己身體的方法，這一點也和其他地方很不一樣。以前去的那些地方，都只會不斷告訴我「記得要回診」而已。

像我一樣被宣判「只能開刀」的人，千萬不要放棄，先到這裡來看看。只要矯正身體的平衡，或許就可以不必動手術了。

心得5

只要持續做伸展操、多運動，就不必再擔心疼痛復發了

患者H（夏威夷州）

我曾因為坐骨神經痛造成腰到屁股、小腿疼痛。特別是小腿肚就像一直被冰鑿刺到一樣會有尖銳的痛感，造成工作上的障礙，也讓我對未來感到不安，多次去看了骨外科、神經內科、復健診所，甚至還去做了熱瑜伽。

骨外科、神經內科醫師開了很多止痛藥，復健醫師則是為我使勁按壓，但這些不僅沒有效果，甚至還越來越痛了。後來我被診斷出脊椎滑脫，才知道根本不可以按壓腰椎，才終於明白疼痛變嚴重的原因。只有做熱瑜伽才能讓我感到放鬆。

KAZU師傅非常細心地解說，從根本改變了我對腰痛的看法。我才發現自己過去做的努力全都錯了。現在不只疼痛消失了，家人也說我的走路姿勢變了。我本來還沒注意到，不過我的腳步聲似乎也因此變小了。

特別企劃！書上問診

日本人氣部落客兼模特兒的武東由美女士，據說正為自己身體僵硬造成的疼痛而煩惱。那麼，迫田師傅會怎麼診斷呢？武東女士剛開始似乎還半信半疑，但在聽了迫田師傅的解說後，漸漸改變了自己的觀點……。

「我原本以為，大家上了年紀後都一定會腰痛。」

武東由美

×

迫田和也

「現在連小學生也會腰痛，重點在於不知道疼痛的原因。」

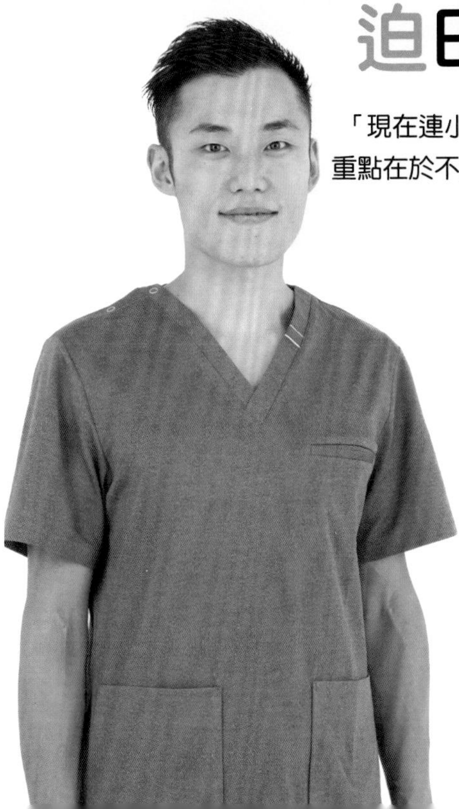

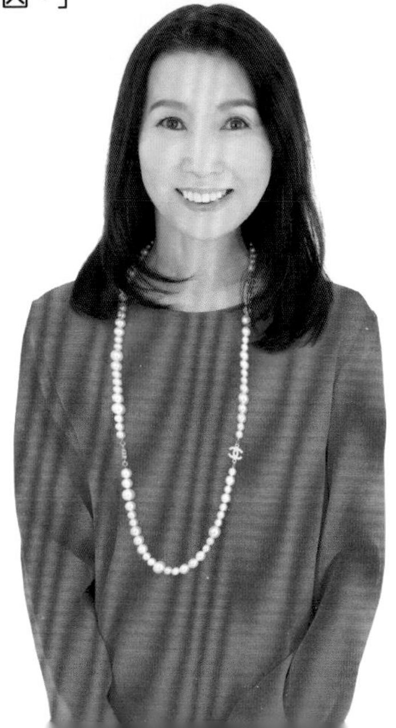

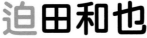

——首先，請迫田師傅像平常一樣進行診斷。

武東：「如果要問我哪裡會痛，我這裡痛、那裡也痛，感覺並不是只有一個地方在痛。」

迫田：「那，在什麼狀況下會痛呢？」

武東：「我有時候會需要幫忙顧孫子一個禮拜左右。大概從第二天開始，我的左手就一定會痛。我原本以為只要過幾天就會自行好了……。我孫子只有一歲半，所以每次帶他出門時，我肯定不是只帶自己的東西就好，對吧？還需要另外背一個裝著奶瓶和尿布的包包。左手抱著孫子，右手帶著包包，坐車移動和抱孫子上車都很吃力。如果他肯乖乖坐在椅子上的話那倒還好……這些事比想像中還來得費勁呢。」

迫田：「所以是承受負擔的疼痛，比平常生活中的疼痛還嚴重嗎？」

武東：「不是因為做了什麼事才痛，像是要換壞掉的燈泡時，我只是伸個手，就會突然覺得好痛！大概類似這種感覺。」

迫田：「您疼痛的時候，會做什麼處理嗎？」

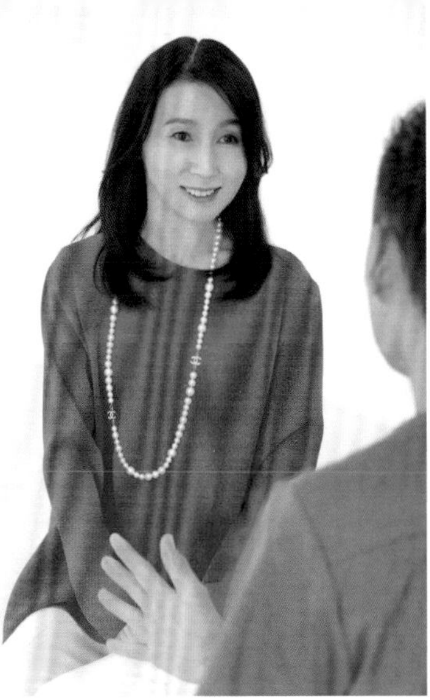

為疼痛苦惱的武東女士，興致勃勃地聽著迫田師傅的談話。

武東：「我會試著伸展一下疼痛的部位之類的……」

迫田：「除此之外，有沒有平常一定會做的動作呢？」

武東：「沒有誒。」

迫田：「所以您只做了您覺得應該有用的處理，對嗎？」

武東：「嚴格來說，應該算是放著不管吧。」

迫田：「很多人以為不痛就是『治好了』。如果不知道疼痛的原因，最後疼痛還是會復發喔。只要了解為什麼會痛、自己的身體習慣做什麼動作，那不就可以預防了嗎？了解自己每一個身體動作的習性是非常重要的事。」

武東：「自己的確是不容易發現這些習性呢。我就算是在完全不痛的時候，上美容院給人按摩一下，也經常被對方說『您的肩膀很僵硬』。雖然我自己沒有察覺，不過看來的確有些部位很僵硬呢。」

迫田：「武東太太您只要了解自己的身體習性，就能自己做檢測了喔。否

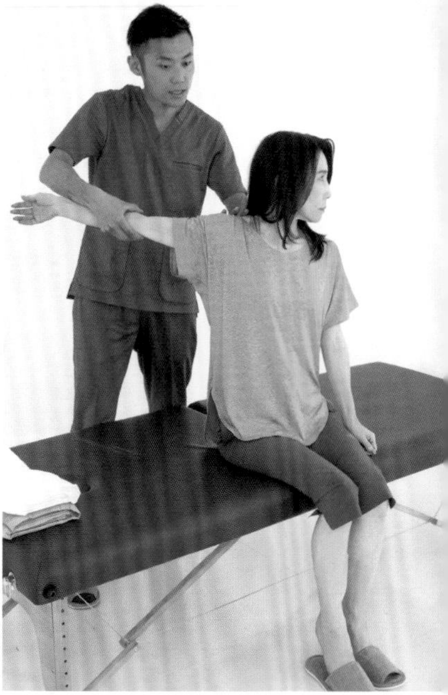

則等到開始痛就太遲了。如果您覺得疼痛檢測體操（37頁～）做起來很吃力的話，代表身體已經亮起黃燈了。如果能事先知道疼痛和造成疼痛的習慣，就能自己做好預防了。就算是顧孫子，只要身體是在綠燈狀態，身體再怎麼操勞，可能頂多只會來到黃燈，雖然這也算是快要亮起紅燈了，但若能夠隨時保持良好的身體狀態，應該就不至於發展到紅燈才是。這不能怪孫子或包包太重，畢竟不是所有人都會弄到左手疼痛。」

——接下來，迫田師傅指出醫院處理疼痛的誤區。

迫田：「醫院遇到病人疼痛都會說『那就來止痛吧』，如果疼痛更嚴重，就會改口說『好好靜養，讓疼痛消退』，只是等不適的部位自己好而已。與其這樣，不如好好理解為什麼會痛，才能靠自己抑制疼痛，也能預防疼痛復發。」

武東：「我也很常被人說頸部僵硬。每次去做全身美容，師傅都會說我這裡『很僵硬』，但我自己根本沒有感覺。」

迫田：「自己沒有感覺，那就是黃燈狀態了喔，這是平日的習慣造成的結果。不過，包括醫生在內，絕大多數的人都只會考慮到到結果。武東太太您剛才說『很多地方都會痛』，在我看來是理所當然的，因為不可能全身只有一個部位疼痛。身體各處都是相連的，所以肩膀痠痛會讓頭也跟著痛，造成四十肩、五十肩。結果連臀部也向外凸出，肩膀往前縮，腰也會往後移位。

所謂的生活習慣，就是平常使用身體的方法和姿勢。要矯正姿勢，最重要的是施加負荷、逐漸鬆開僵硬的部位。雖然我們這些師傅會幫忙施術，但只要患者學會自我保養的話，往後就能自己處理了。」

武東：「我原本還以為腰痛或肩膀痠痛這些不適，只要去推拿就會有用，畢竟上了年紀以後，大家都慢慢開始會腰痛或肩膀痠痛嘛……況且我自己也快要六十歲了。」

迫田：「其實您也不必懷疑大家是不是

真的都這樣啦。有人年紀大了，姿勢還是非常端正優美，身體完全不疼痛；相反地，也有小學生會出現肩膀痠痛、腰痛。重點還是在於大家都不知道疼痛的原因。」

——之後，武東女士接受迫田師傅的施術，體驗了本書介紹的身體檢測方法和伸展操。

武東：「我現在的感覺，和剛到攝影棚時完全不一樣，這是為什麼呢……」

迫田：「因為您的腰已經相當穩定了。」

武東：「既然做伸展操就能讓自己輕鬆一點的話，那我會想做誒。關於疼痛的原因我也能夠理解，感覺就算不去你的治療所也沒問題（笑）。」

迫田：「那樣是最好的啦。不過要是真的沒辦法的話，就到我的診所來吧。但還是要請您努力做到不用來喔。」

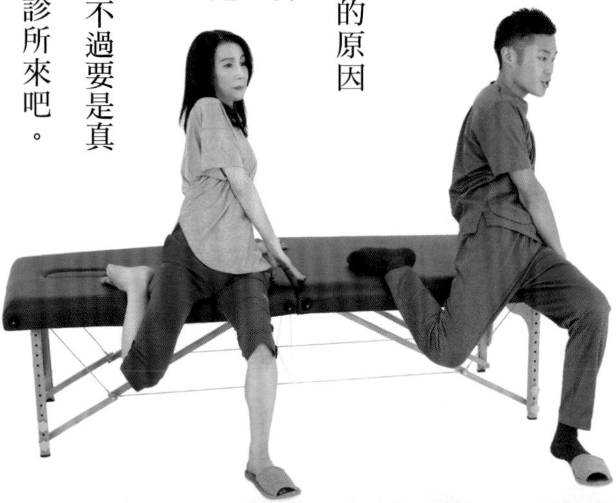

大家都來體驗KAZU式伸展操

我已經知道我可以靠自己消除僵硬和痠痛。原本以為身體一有狀況就必須上醫院，但是現在我明白我還是能靠自己做些什麼，好避免去看醫生。我充分體會到伸展操的效果，剛來到這裡的我、和準備回去的我彷彿完全不是同一個人，身體也變得輕盈多了。

這個伸展操也是一系列的動作，如果你已經理解的話，就會想自己做就好了吧？ 但如果只是單純告訴我「做這個運動很好」，我絕對沒辦法持續做下去；不過，若是告訴我這裡和這個運動相通、這個運動可以放鬆這裡，讓我相信自己能以舒服輕鬆的心態持續做的話，我就能夠持之以恆了。

我回家後要馬上把這件事告訴我先生。畢竟這種機會很難得嘛，真的非常謝謝師傅。

武東 由美

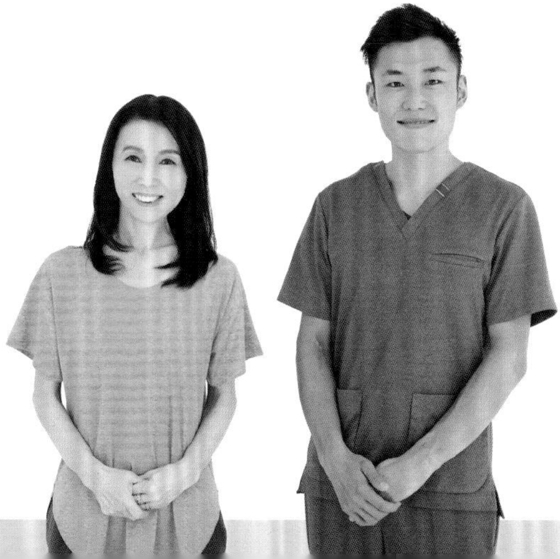

武東 由美

1960年12月出生。島根縣人。2010年和藝人元冬樹結婚，以其妻子的身分參演綜藝節目後，便開啟了熟齡模特兒的事業活動。每天更新多篇文章的部落格「MOTOちゃんとのはっぴいな毎日」非常熱門，在排行榜上總是高居前幾名。興趣是打高爾夫球和卡拉OK。

部落格

https://ameblo.jp/pochalime/

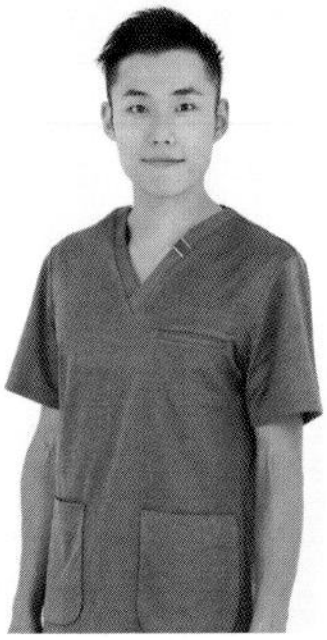

著者 **迫田和也**

整體院「和-KAZU-」的院長。主張針對「原因」施術，而非對症治療只求一時的效果，訴求達到根本的改善。13年來為腰痛患者施術累積超過5萬人。曾以「消除日本全國腰痛的超強整體師」的身分受邀參與東京MX電視台「HISTORY」節目。目前在YOUTUBE上經營整體頻道「Kazuya Sakoda」，2021年7月的訂閱人數已超過44萬。

證照資格：國家證照（柔道整復師）、筋膜瑜伽導師、斷食諮詢師

攝　影　榎本壯三
編集協力　川合拓郎、向山裕幸
設　計　開発社
插　畫　岡本倫幸
模特兒　尾崎礼香
協　力　株式会社WALK、株式会社エース

30秒解痛魔法
告別腰痛·肩痠·膝蓋痛

出　　版／楓葉社文化事業有限公司
地　　址／新北市板橋區信義路163巷3號10樓
郵政劃撥／19907596　楓書坊文化出版社
網　　址／www.maplebook.com.tw
電　　話／02-2957-6096
傳　　真／02-2957-6435
著　　者／迫田和也
翻　　譯／陳聖怡
責任編輯／江婉瑄
內文排版／楊亞容
港澳經銷／泛華發行代理有限公司
定　　價／320元
初版日期／2021年10月

國家圖書館出版品預行編目資料

30秒解痛魔法：告別腰痛・肩痠・膝蓋痛 / 迫田和也作；陳聖怡翻譯. -- 初版. -- 新北市：楓葉社文化事業有限公司, 2021.10　面；　公分

ISBN 978-986-370-320-4（平裝）

1. 運動健康　2. 健身操　3. 姿勢

411.711　　110012974